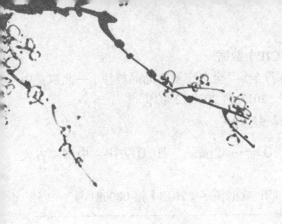

胡庆余堂丸散膏丹全集

金久宁　黄晶晶　校注

中国中医药出版社

·北　京·

图书在版编目（CIP）数据

胡庆余堂丸散膏丹全集 / 金久宁、黄晶晶校注 . —北京：中国中医药出版社，2017.6（2020.12 重印）
ISBN 978-7-5132-4152-6

Ⅰ . ①胡⋯ Ⅱ . ①金⋯ ②黄⋯ Ⅲ . ①方书 – 中国 – 古代
Ⅳ . ①R289.2
中国版本图书馆 CIP 数据核字（2017）第 080081 号

中国中医药出版社出版

北京经济技术开发区科创十三街 31 号院二区 8 号楼
邮政编码　100176
传真　010 64405750
廊坊市晶艺印务有限公司印刷
各地新华书店经销

开本 787×1092　1/32　印张 9　字数 180 千字
2017 年 6 月第 1 版　2020 年 12 月第 3 次印刷
书号　ISBN 978 – 7 – 5132 – 4152 – 6

定价　35.00 元
网址　www.cptcm.com

社 长 热 线　010–64405720
购 书 热 线　010–89535836
侵 权 打 假　010–64405753

微信服务号　zgzyycbs
微商城网址　https://kdt.im/LIdUGr
官 方 微 博　http://e.weibo.com/cptcm
天猫旗舰店网址　https://zgzyycbs.tmall.com

如有印装质量问题请与本社出版部联系（010 64405510）

校注本序

　　中国的传统医药典籍大抵由医籍、本草、方书三方面内容构成。医籍主要为阐述中医理论的中医经典著作，如《黄帝内经》《伤寒论》《金匮要略》等；本草主要为记述中药种类、药性、功用的药物著作，如《神农本草经》《本草经集注》《新修本草》《证类本草》《本草纲目》等；方书主要为记述用药施诊的方剂药集，如《肘后备急方》《备急千金要方》《千金翼方》等。

　　方书可以说是集医理、药效、施用为一体的医药典籍。一本好的方书有医理的阐述，药方的构成，适应证的对象等诸方面的论述，直接用于指导医药实践。

　　"神农氏始尝百草，始有医药"。中药的发展历史亦是人类繁衍进步、发展的历史。瘟疫，战乱，疾病，人们对于医药需求之迫切，中药在厚生利用、护佑人生的同时，也带来了中医药的繁荣与发展。

　　自汉代《神农本草经》问世以来，历代本草著作承载了当时中药知识的智慧和结晶，也是药学史上浓墨重彩的一笔；此外，历代方书亦是中药用于医疗实践，反映当时用药情况以及流行疾病的重要著作。

　　方书出现的历史，甚至早于本草典籍。《武威汉代医简》（1972年11月甘肃武威出土，故名"武威汉代医简"）著述年代约为东汉以前,共有 92 枚,其中木简 78 枚,木牍 14 枚。内容涉及内、外科疗法,药物炮制,剂型及用法等,亦有针灸穴位、刺疗禁忌等记述。

帛书《五十二病方》是已知中国最古老的汉医方书,全书为 9911 字,抄录于一高约 24cm、长 450cm 长卷之后 5/6 部分,现存医方总数 283 个,用药达 247 种,涉及内、外、妇、儿、五官等科疾患;载有药物外用、内服法,并有灸、砭、熨、薰等外治之法。

《武威汉代医简》《五十二病方》应该是早期方书的雏形,在此基础上,后代有大量的方书涌现。如:晋·葛洪《肘后备急方》、唐·孙思邈《备急千金要方》《千金翼方》、唐·王焘《外台秘要》、宋·王怀隐等撰《太平圣惠方》、陈师文等撰《太平惠民和剂局方》、沈括、苏轼《苏沈良方》、丹波康赖《医心方》、南宋·许叔微《普济本事方》、元·佚名《增广和剂局方药性总论》、明·王肯堂《证治准绳》、董宿《奇效良方》等。

自宋代惠民药局起,各地开办的药肆、药店为黎民百姓的健康生计解忧除患起到了积极的作用。清代兴办于杭城,影响遍吴地的"胡庆余堂"药号,就是其中的代表。

《胡庆余堂丸散膏丹全集》是一本刊行于清光绪三年的方药典籍。我们将其归为"方药"一类,是因其不仅为"胡庆余堂"药号的产品集录,而且更有"医理、药效、施用"等方面的论述,书中集纳了当时制售的名医论定、应对时疾、疗效显著的"丸散膏丹",体现了清代中晚期我国中药制剂的发展水平。

《胡庆余堂丸散膏丹全集》原刻本现馆藏于江苏省中国

科学院植物研究所图书馆。20世纪50年代末期,中国科学院南京植物研究所为开展本草学研究之需,购置了一批医药古籍。20世纪80年代初期,我有幸师从黄胜白先生、周太炎先生,研习本草学、药用植物学,并由此开始逐步走上相关领域研究之路。十余年前,因为植物学文献工作需要,我们对于江苏省中国科学院植物研究所图书馆所藏古籍做了一个详细的整理编目。就曾对《胡庆余堂丸散膏丹全集》原刻本格外留意,以备日后研究之需。2011年,我们的相关研究论文"《胡庆余堂丸散膏丹全集》藏本初探"发表(见于:《浙江中医杂志》2011,9:670-673)。几年前的一次学术会议上结识了中国中医药出版社的王秋华老师,经她的力荐,中国中医药出版社决定将这部书整理、出版,奉献读者,无疑是一个很有见地的选择。

我们历时一年多的整理校注工作,得到了江苏省中国科学院植物研究所各级领导的关心和鼓励,并予以出版经费上的资助,使我们了却了资金方面缺口的担忧,将精力集中于工作中去,并得以如期完成任务,在此一并表示感谢!

金久宁

2016年暮秋于中山植物园红枫岗前图书馆内

校注说明

　　杭城药业的历史渊源由来已久。从药学发展的鼎盛时期宋代论起,杭州就是重要的城邑之一。南宋朝廷偏安杭州,一批有识之士亦随之流落于此,战争和贫病也促进了医药的发展和兴盛。宋御制《太平圣惠方》序云:"朕昔自潜邸,求集名方,异术玄针,皆得其要,兼收得妙方千余首,无非亲验,并有准绳。贵在救民,去除疾苦。"从朝廷起,自上而下极为重视医药的发展。北宋熙宁九年(1076 年)朝廷先在京都设立了太医院卖药所(后改称太平惠民局)及修合药所(后改称和剂局),制备发售丸、散、膏、丹等成药,后又在全国各地设置分支机构。《太平惠民和剂局方》初刊于宋·元丰年间(公元 1078—1085 年),后又几经增补,于南宋绍兴二十一年(公元 1151 年),《太平惠民和剂局方》修订完成,载方由 297 首增至 788 首。

　　杭州为苏浙皖沪四省通衢的水陆口岸,各地道地药材运送便捷,也促成了药业的兴盛。《杭俗遗风·名铺》载:"清道光、咸丰年间,杭城药店,生意极盛者,叶种德堂、许广和、碧苏斋。"此外,尚有存仁堂药店(今红星药店)开设于嘉庆二十三年(1818),天禄堂药店(今保健药店)开设于道光二十九年(1849),汤养元药店(今长春药店)开设于同治八年(1869)等,都各具特色。在杭州国药业中,较早的国药店铺还有天生堂(1891)、俞同春(1898)、泰和堂(1902)、德记药店(1903)、大德药店(1905)、茂昌药店、沈国泰药店、抱一琴药酒店等,最具影响的国药号当推享有"江南药王"美誉的大药业胡庆余堂。

《胡庆余堂丸散膏丹全集》成书于清光绪三年,书中有"序"两个,前为胡雪岩所撰,有"胡光墉印""雪岩"印章,后以胡庆余堂落款,有"庆余堂印""雪记""胡氏"印记。

全书分"丸散膏丹"十门、"杜煎胶露油酒"四门,共十四类。十门依次为补益心肾门、脾胃泄泻门、饮食气滞门、痰火咳嗽门、诸风伤寒门、诸火暑湿门、妇科门、儿科门、眼科门、外科门等。每门分列丸散膏丹若干种,每种药剂名下论述了该药的适应证和服用方法。全集补益心肾门收载有丸散膏丹85种;脾胃泄泻门收载有丸散膏丹31种;饮食气滞门收载有丸散膏丹32种;痰火咳嗽门收载有丸散膏丹18种;诸风伤寒门收载有丸散膏丹32种;诸火暑湿门收载有丸散膏丹45种;妇科门收载有丸散膏丹35种;儿科门收载有丸散膏丹25种;眼科门收载有丸散膏丹23种;外科门收载有丸散膏丹43种;杜煎胶13种;膏17种;花露21种;油酒12种;续增丸散膏丹40种。

本书的校注整理遵循以下原则:

1. 本书以《胡庆余堂丸散膏丹全集》(江苏省·中国科学院植物研究所图书馆馆藏古籍)为底本,原编著于清光绪三年,后又经增补而成。是书存世量无多,底本收藏于20世纪50年代末期。

2. 本书旨在为医务工作者、医药院校师生、广大医药爱好者提供一本用于医药实践的方便易读的典籍,将原刻竖排本改为现代简化字横排本,加以断句、句读,以便于阅读、理解。

3. 本书保留了原刻本的总目录于前,但在各章节前增设了分目录,以方便归纳,一目了然。

4. 本书的校注以脚注的形式进行。一般只对晦涩难解之字句加以注释,余者不另加赘述。

5. 正文部分依原刻本转为简体字横排。为便于检阅并应用,校注部分新增"来源""方药组成""附注"等栏目,校注辑复的内容涵盖其中。

6. 校注力求简明。"来源"一栏直接以"源自×××"一句话带出,别名附上;"方药组成"栏目只罗列药物名称,用药剂量从略;"附注"栏目为补充说明。

7. 全书正文后增设"附录",附以全书方剂索引,方便阅读检索。

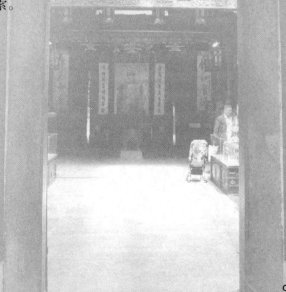

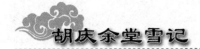

胡庆余堂雪记

本堂定价划一,逐日九扣,每逢一、十五号现洋九扣、九五,惟售实洋,无折无扣,如行情涨跌,一、十五号增减,童叟无欺。

本堂自运各省道地药材,选置门市饮片,最为精美,虔修丸散膏丹,必遵古法。杜煎虎鹿龟驴诸胶,秘制四时沙甑花露,各种香油、药酒、秘方、痧药,采办外洋官燕、关东毛角鹿茸、高丽东西洋参,凡仕宦巨商赐顾者,认明杭城大井巷北口,坐西朝东石库门,中堂供奉天医神便是。

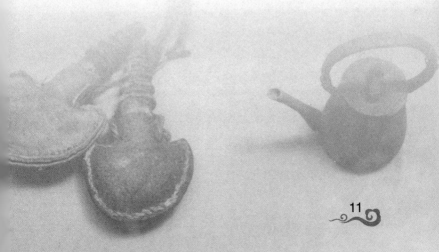

序 1

　　本堂未开张以前，历年施送。各药必购求上品，区区之心，谅所共鉴矣。大凡药之真伪难辨，至丸散膏丹尤不易辨要之，药之真伪，视乎心之真伪而已。嗜利之徒，以伪混真，其心固不可问；即使尽心采办，不惜重资，而配合时铺友或偶涉粗忽，未能调剂得宜、等分适合，无论有心无心，总之一经差错，主人与铺友皆无以自问其心。爰集同人，悉心拣选，精益求精，慎之又慎，莫谓人不及见，须知天理昭彰，近报己身，远报儿孙，可不儆乎，可不惧乎。所愿采办、配合时，共矢此心，以要诸久远奋已尔。

　　　　时在光绪三年岁次丁丑冬月　毂旦
　　　　浙省杭城胡光墉雪岩甫识

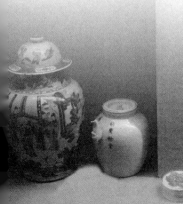

序2

　　本堂主人胡君雪岩方伯于同治初年匪扰省城，挈眷居宁。是时蹂躏余生，多有受邪疫者，主人虔制诸痧药，施送已及数省，每年秋夏之交，讨取填门，即远省寄书之药者亦日不暇给，如是者十余年矣。今既创立药铺，必先延师，汇集丸散，医理药性，逐渐讲明，切究延友。遍历各省，采办诸药，谓搜罗宜广，抉择宜精；所制饮片，形质宜美，气味宜佳；各种丸散，配料宜均，修合宜诚。若杜煎诸胶，虎之全副四腿，麋鹿之对角毛角，龟鳖之血版血甲，宜纯乎其纯。二年丙子先设胶厂于涌金门，夏季嘱各友斋戒虔合诸痧药，冬季煎熬诸胶，厂傍西湖为取水汁。三年丁丑于大井巷内建造铺房，四年戊寅春开张。窃思，主人存心行事，人所共知，凡我同人，惟是随地随时慎之又慎，以期共副主人济世之苦心，庶乎问心无愧焉。

　　　　　　　　　　岁在光绪三年丁丑冬月
　　　　　　　　　　浙杭胡庆余堂谨识

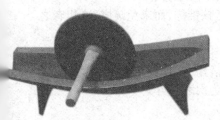

凡　例

　　本堂丸散集，俱出前辈，各医论定，而远近购买者不外是集中所应有，故丸散膏丹，分划十门，杜煎胶露油酒四门，共十四类，用是汇成一书。

　　是集共分十四类，补益为先，泄泻诸风火次之，妇儿眼外科又次之，胶膏露油酒又次之，分门编次，校对无讹，庶不紊乱。

　　丸散之名甚繁，是集所汇陈方共四百有奇，尚未遍采，而远近贵客所应需者，已修合虔诚，庶可备市用焉。

　　是集中总目之外，又分列目录，以清眉目，俾阅者寻觅，某药可治某病，一见了然。

　　是集既汇成一帙，延师工楷抄录，以付剞劂，纸装订印送，俾远近咸知。

　　本堂主人历年施送辟瘟丹，缘效验甚神，故讨取填门，然尚有未及受惠者，今售于世，以公同好，庶可广救于人。

　　是集中所载丸丹，有上加胡氏字样，俱我主人历年施送，今新开药铺，故将此丸公诸同好，亦不敢秘藏之意等。

　　本堂所修合丸散膏丹胶露油酒皆按古法制，格外虔诚，已于自序中自誓报应，可见我主人之存心。

　　是集中如某药治某病，考核锥详，而未免疏虞，亦集者之浅见耳，愿诸君子雅谅之。

　　是集沆成，广为印送，凡仕官巨商赐顾者可无虑，丸无之不精也，而本堂之购求上品诸药材，即路遥价昂，亦不暇论等，我主人以拯济为先、市利为次之心可见矣。

目　录

补益心肾门 ………… 2

　天王补心丸 ………… 4

　十全大补丸 ………… 4

　八仙长寿丸 ………… 5

　大补全鹿丸 ………… 6

　人参养荣丸 ………… 7

　六味地黄丸 ………… 7

　桂附八味丸 ………… 8

　肉桂七味丸 ………… 8

　金匮肾气丸 ………… 8

　陈氏八味丸 ………… 9

　延龄广嗣丸 ………… 9

　归芍地黄丸 ………… 10

　附子七味丸 ………… 11

　知柏地黄丸 ………… 11

　七味都气丸 ………… 12

　附子都气丸 ………… 12

　耳聋左慈丸 ………… 12

　青囊斑龙丸 ………… 13

　脾肾双补丸 ………… 13

　广嗣葆真丸 ………… 14

　济生归脾丸 ………… 15

　金锁固精丸 ………… 15

　景岳左归丸 ………… 16

　济生二神丸 ………… 16

　景岳右归丸 ………… 17

　化滞十香丸 ………… 17

　附子理中丸 ………… 18

　归芍六君丸 ………… 18

　补中益气丸 ………… 19

　补虚威喜丸 ………… 19

　松石猪肚丸 ………… 20

　肾厥玉真丸 ………… 20

　理疝芦巴丸 ………… 20

　坎离既济丸 ………… 21

　河车大造丸 ………… 21

　济生肾气丸 ………… 22

　人参固本丸 ………… 23

　滋补大力丸 ………… 23

　宁神定志丸 ………… 24

参麦六味丸 …………… 24
柏子养心丸 …………… 24
健步虎潜丸 …………… 25
朱砂安神丸 …………… 26
扁鹊玉壶丸 …………… 27
滋阴百补丸 …………… 28
石刻安肾丸 …………… 29
滋阴八味丸 …………… 30
平补镇心丸 …………… 30
千金补肾丸 …………… 30
百合固金丸 …………… 31
良方安肾丸 …………… 32
琥珀多寐丸 …………… 32
五子衍宗丸 …………… 33
茸桂百补丸 …………… 33
补肾金刚丸 …………… 33
夺天造化丸 …………… 34
茴香橘核丸 …………… 34
斑龙二至百补丸 …… 35
健阳老奴丸 …………… 36
杨氏打老儿丸 ……… 36
大补阴丸 …………… 37
益阴小安肾丸 ……… 38
大菟丝丸 …………… 39
济生黑归脾丸 ……… 39
滋肾丸(一名通

关丸) …………… 39
孔圣枕中丹 …………… 40
青娥丸 …………… 41
培元震灵丹(一名
紫金丹) …………… 41
聚精丸 …………… 42
七宝美髯丹 …………… 42
二至丸 …………… 43
固真金液丹 …………… 44
茯菟丸 …………… 44
杨氏还少丹 …………… 45
葆真丸 …………… 46
水陆二仙丹 …………… 46
三才封髓丹 …………… 47
局方黑锡丹 …………… 47
宫方草灵丹 …………… 48
真人萃仙丹 …………… 49
长春不老丹 …………… 49
荆公妙香散 …………… 50
胡氏洞天毓真膏 ……… 50
参茸卫生丸 …………… 51
胡氏彭祖益寿续嗣
灵丹 …………… 52
脾胃泄泻门 …………… 53
补阳四君丸 …………… 54
益气六君丸 ………… 54

香砂六君丸 ………… 54
金水六君丸 ………… 55
济生四神丸 ………… 55
东垣和中丸 ………… 56
香砂平胃丸 ………… 56
香砂枳术丸 ………… 56
参术健脾丸 ………… 57
丁豆养脾丸 ………… 57
治湿平胃丸 ………… 58
治浊固本丸 ………… 58
金匮备急丸 ………… 59
健脾资生丸 ………… 59
神效虎肚丸 ………… 60
仲景吴茱萸丸 ……… 60
脾约麻仁丸 ………… 61
直指香连丸 ………… 61
七味豆蔻丸 ………… 62
橘半枳术丸 ………… 62
无比山药丸 ………… 63
止痛良附丸 ………… 63
丁香烂饭丸 ………… 64
沉香至珍丸 ………… 64
参苓白术散 ………… 64
黑地黄丸 …………… 65
虔制霞天曲 ………… 65
寿脾煎丸 …………… 66

白雪糕 ……………… 66
大温中丸 …………… 67
八珍糕 ……………… 67
饮食气滞门 ………… 68
沉香化气丸 ………… 69
枳实导滞丸 ………… 69
木香顺气丸 ………… 70
消食化痰丸 ………… 70
消痞阿魏丸 ………… 70
沉香化滞丸 ………… 71
葛花解酲丸 ………… 71
中满分消丸 ………… 72
茱连左金丸 ………… 73
禹余粮石丸(一名大
   针砂丸) ………… 73
固阳天真丸 ………… 74
驻颜天真丸 ………… 74
仲景十枣丸 ………… 75
仲景真武丸 ………… 75
仲景安蛔丸(一名乌
   梅安胃丸) ……… 76
丹溪越鞠丸 ………… 76
大黄䗪虫丸 ………… 77
丹溪小温中丸 ……… 77
消食保和丸 ………… 78
神仙不醉丹 ………… 78

导气丸 ·············· 78
舒肝乌龙丸 ········· 79
戊己丸 ·············· 79
遇仙丹 ·············· 80
定痛五香散 ········· 80
二味枳术丸 ········· 81
消痞狗皮膏 ········· 81
木香槟榔丸 ········· 82
胡氏秘制益欢散 ····· 82
胡氏秘制镇坎散 ····· 82
王氏神效舒肝膏 ····· 83
神效平安丸 ········· 83

痰火咳嗽门 ·········· 85
清气化痰丸 ········· 85
礞石滚痰丸 ········· 86
竹沥达痰丸 ········· 87
导痰小胃丸 ········· 88
癫痫白金丸 ········· 88
除痰二陈丸 ········· 89
痫症镇心丸 ········· 89
血症十灰丸 ········· 90
疟疾半贝丸 ········· 90
加味百花丸 ········· 91
指迷茯苓丸 ········· 91
宁嗽丸 ·············· 92
三因控涎丹(一名子

龙丸) ·············· 92
滋阴顺哮丸 ········· 92
青州白丸子 ········· 93
哮病丸 ·············· 93
无价宝丹 ·············· 94
镇邪獭肝丸 ········· 94
诸风伤寒门 ·········· 95
人参回生再造丸 ····· 96
清暑更衣丸 ········· 97
易老天麻丸 ········· 98
万氏清心丸 ········· 98
防风通圣丸 ········· 99
九制豨莶丸 ········· 99
圣济鳖甲丸 ········· 100
金匮鳖甲煎丸 ······· 100
搜风顺气丸 ········· 101
局方牛黄清心丸 ··· 102
虎骨木瓜丸 ········· 103
通幽半硫丸 ········· 104
二圣救苦丹 ········· 104
灵宝如意丹 ········· 104
图经养正丹(一名交
泰丹) ·············· 107
牛黄至宝丹 ········· 108
太乙来复丹 ········· 108
灵应愈风丹 ········· 109

蠲痛活络丹 ········ 109

辰砂寸金丹 ········ 110

局方紫雪丹 ········ 110

避秽辟瘟丹 ········ 111

局方碧雪丹 ········ 112

川芎茶调散 ········ 112

大麻风丸 ········ 113

菊花茶调散 ········ 113

代抵当丸 ········ 114

玉屏风散 ········ 114

换骨丹 ········ 115

逍遥散 ········ 115

万应锭 ········ 116

圣济大活络丹 ········ 116

诸火暑湿门 ········ 118

清湿二妙丸 ········ 119

清暑香薷丸 ········ 119

清湿三妙丸 ········ 119

清暑益气丸 ········ 120

清热三黄丸 ········ 120

清咽太平丸 ········ 121

黄连上清丸 ········ 121

河间地黄丸 ········ 122

黄连阿胶丸 ········ 122

河间舟车丸 ········ 123

九制大黄丸 ········ 123

冰梅上清丸 ········ 124

六合定中丸 ········ 124

藿香正气丸 ········ 125

蟾酥痧气丸 ········ 125

黄病绛矾丸 ········ 126

纯阳正气丸 ········ 126

按古二十四制清宁丸
（一名青麟丸）··· 127

海脏消暑丸 ········ 127

千里水葫芦丸 ········ 128

当归龙荟丸 ········ 128

镇癫宁心丸 ········ 129

肠风槐角丸 ········ 129

三丰伐木丸 ········ 130

治痔脏连丸 ········ 130

胡氏痧气夺命丸 ··· 131

钱乙泻青丸 ········ 131

八宝红灵丹 ········ 132

太乙紫金锭（一名玉
枢丹，一名万病解
毒丹）········ 133

九转灵砂丹 ········ 134

诸葛行军散 ········ 134

痧气卧龙丹 ········ 135

万应平安散 ········ 136

润肠丸 ········ 136

神效济生散 ……… 137

冰梅丸 ……… 137

驻车丸 ……… 137

神术散 ……… 138

胡氏辟瘟丹 ……… 138

秘授霹雳丸 ……… 140

三阴疟疾膏 ……… 141

神效嗅鼻散 ……… 141

救急雷公散 ……… 141

胡氏神效如意保和丸
（一名八宝丸）… 142

擦牙益笑散 ……… 143

妇科门 ……… 144

千金吉祥丸 ……… 145

调经种子丸 ……… 145

千金止带丸 ……… 146

种子济阴丸 ……… 146

千金保孕丸 ……… 147

补元调经丸 ……… 148

八珍益母丸 ……… 148

调经养血丸 ……… 148

四物益母丸 ……… 149

当归养血丸 ……… 149

大颗益母丸 ……… 150

妇宝宁坤丸 ……… 150

四制香附丸 ……… 152

速产兔脑丸 ……… 153

七制香附丸 ……… 154

妇科济阴丸 ……… 154

九制香附丸 ……… 154

内补养荣丸 ……… 155

妇科乌金丸 ……… 155

治带固下丸 ……… 156

女科八珍丸 ……… 156

艾附暖宫丸 ……… 156

九气心痛丸 ……… 157

毓麟保胎膏 ……… 157

乌鲗骨丸 ……… 158

人参回生至宝丹 … 158

柏子仁丸 ……… 160

滋阴至宝丹 ……… 161

毓麟丸 ……… 161

妇宝胜金丹 ……… 162

葱白丸 ……… 162

女科白凤丹 ……… 163

桃灵丸 ……… 163

失笑散 ……… 163

胡氏玉液金丹 …… 164

儿科门 ……… 167

牛黄抱龙丸 ……… 167

小儿滚痰丸 ……… 168

琥珀抱龙丸 ……… 168

育婴化痰丸 ……… 169

朱黄琥珀丸 ……… 169

消痦肥儿丸 ……… 169

异方骊珠丸 ……… 170

九味芦荟丸 ……… 170

百益镇惊丸 ……… 171

太乙保元丹(一名
　梅花丸,又名混
　元丹) ………… 171

五福化毒丸 ……… 172

神效保命丹 ……… 173

犀角解毒丸 ……… 173

胡氏小儿万病回
　春丹 …………… 174

神香苏合丸 ……… 175

牛黄镇惊锭 ……… 176

使君子丸 ………… 176

小儿肥疮药 ……… 176

鸬鹚涎丸 ………… 177

金蟾丸 …………… 177

七珍丸 …………… 177

一厘丹 …………… 178

兑金丸 …………… 178

鸡肝散 …………… 179

小儿化痰丸 ……… 180

眼科门 …………… 181

进呈还睛丸 ……… 181

再造还明丸 ……… 182

明目地黄丸 ……… 182

杞菊地黄丸 ……… 183

明目上清丸 ……… 183

石斛夜光丸 ……… 184

明目蒺藜丸 ……… 184

眼痛济阴丸 ……… 185

洗眼碧玉丸 ……… 185

点睛还明膏 ……… 185

地芝丸 …………… 186

万应拨云膏 ……… 186

扶桑花丸(一名桑
　麻丸) …………… 187

赛空青眼药 ……… 187

羊肝丸 …………… 188

光明水眼药 ……… 188

保瞳丸 …………… 189

磁朱丸 …………… 189

圆明膏 …………… 190

胡氏光明眼药 …… 190

八宝眼药 ………… 190

神效燥眼药 ……… 191

神效眼癣药 ……… 191

外科门 …………… 192

梅花点舌丹 ……… 193

外科蟾酥丸 ……… 193
立马回疔丹 ……… 194
神效嶙峒丸 ……… 194
外科飞龙夺命丹 … 195
琥珀蜡矾丸 ……… 195
治毒紫霞丹 ……… 195
内消瘰疬丸 ……… 196
救苦胜灵丹 ……… 197
擦面玉容丸 ……… 197
元门紫金丹 ……… 198
散毒万灵丹 ……… 198
蜡矾丸 ……… 199
正骨紫金丹 ……… 199
良方芦荟丸 ……… 200
千金不易丹 ……… 200
伤科七厘散 ……… 200
观音救苦膏 ……… 201
伤科八厘散 ……… 202
万应灵膏 ……… 202
吹耳红棉散 ……… 202
秘传千捶膏 ……… 203
两颊生香散 ……… 203
万应头风膏 ……… 203
润肌一光散 ……… 204
清湿紫金膏 ……… 204
神效癞头药 ……… 204

大枫子油 ……… 205
一扫光疮药 ……… 205
离宫锭子 ……… 205
外科硇砂膏 ……… 205
坎宫锭子 ……… 206
牙疼一粒笑 ……… 206
神效癣药 ……… 207
龙虎化毒丹 ……… 207
一粒珠 ……… 208
阳和解凝膏 ……… 208
万应喉症散（一名石
　钟鸣）……… 209
麻黄膏 ……… 210
小金丹 ……… 210
圣灵解毒丸 ……… 210
外科六神丸 ……… 211
喉痛铁笛丸 ……… 212
杜煎诸胶 ……… 213
全副虎骨胶 ……… 213
四腿虎骨胶 ……… 214
纯黑驴皮胶 ……… 214
龟鹿二仙胶 ……… 214
鹿角胶 ……… 215
麋角胶 ……… 215
毛角胶 ……… 215
鹿肾胶 ……… 216

霞天胶 ·············· 216
黄明胶 ·············· 216
龟板胶 ·············· 217
鳖甲胶 ·············· 217
虎头胶 ·············· 217

秘制诸膏 ·············· 218
潞南上党参膏 ····· 218
真绵上黄芪膏 ····· 218
金钗石斛膏 ·········· 219
天麦二冬膏 ·········· 219
臞仙琼玉膏 ·········· 219
枇杷叶膏 ············· 220
夏枯草膏 ············· 220
金樱子膏 ············· 220
代参膏 ·············· 220
两仪膏 ·············· 221
桑椹膏 ·············· 221
益母膏 ·············· 221
豨莶膏 ·············· 222
雪梨膏 ·············· 222
玫瑰膏 ·············· 222
胡氏热体延寿膏 ··· 222
胡氏寒体延年
　寿膏 ·········· 223

各种花露 ·············· 224
鲜生地露 ·········· 224

地骨皮露 ·········· 224
枇杷叶露 ·········· 225
夏枯草露 ·········· 225
金银花露 ·········· 225
玫瑰花露 ·········· 225
白荷花露 ·········· 225
早桂花露 ·········· 226
甘菊花露 ·········· 226
黄菊花露 ·········· 226
茉莉花露 ·········· 226
霜桑叶露 ·········· 226
薄荷叶露 ·········· 226
鲜佛手露 ·········· 227
鲜藿香露 ·········· 227
鲜橄榄露 ·········· 227
鲜稻子露 ·········· 227
陈香橼露 ·········· 227
马兰根露 ·········· 227
野蔷薇露 ·········· 228
香青蒿露 ·········· 228

各种香油药酒 ····· 229
檀香油 ·············· 229
丁香油 ·············· 229
肉桂油 ·············· 229
薄荷油 ·············· 230
百益长春酒 ········ 230

史国公药酒 ········ 230

法制五加皮酒 ···· 231

养血愈风酒 ········ 231

参桂养荣酒 ········ 232

佛蓝洋参酒 ········ 232

虎骨木瓜酒 ········ 232

补益杞圆酒 ········ 233

续增目录1 ········ 234

金锁玉匙散 ········ 234

喉症锡类散 ········ 235

局方凉隔散 ········ 235

犀黄醒消丸 ········ 236

醒消丸 ············ 236

外科犀黄丸 ········ 236

三黄宝蜡丸 ········ 237

大陷胸丸 ·········· 237

小陷胸丸 ·········· 237

三层茴香丸 ········ 238

归肾丸 ············ 238

瘰疬疏肝丸 ········ 238

新采消疬丸 ········ 239

芎芳丸(又名蹲
踋丸) ········ 239

男科八珍丸 ········ 239

草薢分清丸 ········ 240

缩泉丸 ············ 240

理中丸 ············ 241

保金丸 ············ 241

拨云退翳丸 ········ 241

神犀丹 ············ 242

救苦玉雪丹 ········ 242

胎产金丹 ·········· 243

甘露消毒丹 ········ 243

九龙丹 ············ 244

鲜橄榄膏 ·········· 244

桑枝膏 ············ 244

干地黄露 ·········· 244

熟地黄露 ·········· 245

蚕豆花露 ·········· 245

佩兰露 ············ 245

十大功劳露 ········ 245

秘制肺露 ·········· 245

续增目录2 ········ 246

十全大补膏 ········ 246

安宫牛黄丸 ········ 246

参桂鹿茸丸 ········ 247

观音救急丹 ········ 248

白疬散 ············ 248

暖脐膏 ············ 249

回天丸 ············ 249

方剂索引 ········ 251

胡庆余堂丸散膏丹全集

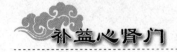

補益心腎門

天王补心丸 …………… 4　　金锁固精丸 …………… 15

十全大补丸 …………… 4　　景岳左归丸 …………… 16

八仙长寿丸 …………… 5　　济生二神丸 …………… 16

大补全鹿丸 …………… 6　　景岳右归丸 …………… 17

人参养荣丸 …………… 7　　化滞十香丸 …………… 17

六味地黄丸 …………… 7　　附子理中丸 …………… 18

桂附八味丸 …………… 8　　归芍六君丸 …………… 18

肉桂七味丸 …………… 8　　补中益气丸 …………… 19

金匮肾气丸 …………… 8　　补虚威喜丸 …………… 19

陈氏八味丸 …………… 9　　松石猪肚丸 …………… 20

延龄广嗣丸 …………… 9　　肾厥玉真丸 …………… 20

归芍地黄丸 …………… 10　　理疝芦巴丸 …………… 20

附子七味丸 …………… 11　　坎离既济丸 …………… 21

知柏地黄丸 …………… 11　　河车大造丸 …………… 21

七味都气丸 …………… 12　　济生肾气丸 …………… 22

附子都气丸 …………… 12　　人参固本丸 …………… 23

耳聋左慈丸 …………… 12　　滋补大力丸 …………… 23

青囊斑龙丸 …………… 13　　宁神定志丸 …………… 24

脾肾双补丸 …………… 13　　参麦六味丸 …………… 24

广嗣葆真丸 …………… 14　　柏子养心丸 …………… 24

济生归脾丸 …………… 15　　健步虎潜丸 …………… 25

朱砂安神丸 …………………… 26

扁鹊玉壶丸 …………………… 27

滋阴百补丸 …………………… 28

石刻安肾丸 …………………… 29

滋阴八味丸 …………………… 30

平补镇心丸 …………………… 30

千金补肾丸 …………………… 30

百合固金丸 …………………… 31

良方安肾丸 …………………… 32

琥珀多寐丸 …………………… 32

五子衍宗丸 …………………… 33

茸桂百补丸 …………………… 33

补肾金刚丸 …………………… 33

夺天造化丸 …………………… 34

茴香橘核丸 …………………… 34

斑龙二至百补丸 ……………… 35

健阳老奴丸 …………………… 36

杨氏打老儿丸 ………………… 36

大补阴丸 ……………………… 37

益阴小安肾丸 ………………… 38

大菟丝丸 ……………………… 39

济生黑归脾丸 ………………… 39

滋肾丸(一名通关丸) ………… 39

孔圣枕中丹 …………………… 40

青娥丸 ………………………… 41

培元震灵丹(一名紫

金丹) ……………………… 41

聚精丸 ………………………… 42

七宝美髯丹 …………………… 42

二至丸 ………………………… 43

固真金液丹 …………………… 44

茯菟丸 ………………………… 44

杨氏还少丹 …………………… 45

葆真丸 ………………………… 46

水陆二仙丹 …………………… 46

三才封髓丹 …………………… 47

局方黑锡丹 …………………… 47

官方草灵丹 …………………… 48

真人萃仙丹 …………………… 49

长春不老丹 …………………… 49

荆公妙香散 …………………… 50

胡氏洞天毓真膏 ……………… 50

参茸卫生丸 …………………… 51

胡氏彭祖益寿续嗣灵丹 …… 52

天王补心丸

凡人血气充然后心神定。昔志公和尚①，日夜宣经，以致劳心损神。邓天王赐②此丸服之，然后复元，是以此方见重于世。今人有操心过度，阴血少衰，神志不宁，怔忡健忘，亦以此丸治之，则固精益髓，定魄安神，而津液生矣。读书之人，多患此症，以此治之，无不立效如神。每服三四钱，开水送下。

源自宋·陈自明原著，明·薛己校注《校注妇人良方》卷六。

方药组成：人参(去芦)，茯苓，玄参，丹参，桔梗，远志，当归(酒浸)，五味，麦门冬(去心)，天门冬，柏子仁，酸枣仁(炒)，生地黄。

附注：明·张介宾(景岳)著《景岳全书》：此方之传，未考所自，《道藏》偈云：昔志公和尚日夜讲经，邓天王悯其劳者也，赐之此方，因以名焉。

十全大补丸

精气足者，血以养之。经曰：水火既济③，阴阳和平。是

---

① 志公和尚：梁武帝时，有一志公和尚，是位高僧，他有五眼六通，前因后果一一明了。

② 赐：原文为"锡"字，据文意改为"赐"。

③ 水火既济："既济"一词源于《易经》中的"水火既济，坎上离下"。即坎上离下相济的意思。坎是水，离是火。既济，就是水火相交为用的意思。而中医学中的"水火既济"，旨在用五行学说中水与火相生相克关系，来比喻心火与肾水、肾阴与肾阳的相互关系。由于心火与肾水、肾阴与肾阳相互协调，维持生理功能的相对平衡，因而，就被称为"水火既济"。

不待补者也,乃人之诸虚不足,无论男妇皆有之。或劳伤过甚,不进饮食;或久病虚损,时发潮热;气攻骨脊,拘牵疼痛;五心烦闷,中满喘嗽,夜梦遗精等症。每以开水化服四钱。大补元神,功称十全,至哉斯言。

源自《活人方》卷二。

方药组成:人参,黄芪,白术,茯苓,肉桂,附子,沉香,川芎,熟地,当归身。

见载于《中国药典》。

方药组成:党参,白术(炒),茯苓,炙甘草,当归,川芎,白芍(酒炒),熟地黄,炙黄芪,肉桂。

八仙长寿丸

人自少壮以还,纯阳之体,禀受于天。及知识开而嗜欲之心切于中藏,则精神为之消耗,以致金水不足,咳嗽吐血,遗精、耳鸣、潮热、盗汗等症蜂起矣。能久服之,则生精益血,却病延年。所谓体保长春,如得仙境矣。每服四钱,空心淡盐汤下之。

源自《寿世保元》卷四。

方药组成:大怀生地黄(酒拌,入砂锅内蒸一日黑,掐断,慢火焙干),山茱萸(酒拌蒸,去核),白茯神(去皮木筋膜),牡丹皮(去骨),辽五味子(去梗),麦门冬(水润,去心),干山药,益智仁(去壳,盐水炒)。

腰痛,加木瓜、续断、鹿茸、当归;消渴,加五味子、麦门冬;老人下元冷,胞转不得小便,膨急切痛四五日,困笃欲死者,用泽泻,去益智;诸淋沥,数起不通,倍茯苓,用泽泻,去益智;夜多小便,加益智,减茯苓一半。治虚火牙齿痛肿,治耳聩及肾虚耳鸣,另用全蝎四十九枚,炒微黄色为末,每服三钱,酒调送下,早晨空心服。

大补全鹿丸

大凡筋骨健壮者,精髓充满。自人五劳七伤,诸虚百损,精神衰弱,面色痿黄,脚膝无力,服是丸者,则大补元阳,固精种子,可以复元神,可以延年寿,功效不能尽述矣。每服四钱,或陈酒或淡盐汤任送。

源自《医统》卷四十八,全鹿丸。亦名:百补全鹿丸、大补全鹿丸。

方药组成:中鹿一只(不拘牝牡,缚死,去毛、肚杂,洗净,熬成膏听用。鹿肉煮熟,横切片,焙干为末,取皮同杂入原汤煮膏,和药末为丸。骨用酥炙为末,和肉末、药末一处,和膏捣。不成丸,加炼蜜),人参,黄芪,白术,茯苓,当归,川芎,生地黄,熟地黄,天门冬,麦门冬,陈皮,炙甘草,破故纸,川续断,杜仲,川牛膝,枸杞子,巴戟天,胡芦巴,干山药,芡实子,菟丝子,五味子,覆盆子,楮实子,锁阳,肉苁蓉,秋石,川椒,小茴香,青盐,沉香。

又方:全鹿丸,见载于《北京市中药成方选集》。

制法:本方用鹿角胶、青毛鹿茸(去毛)、鹿肾、鲜鹿肉(带骨)、鹿尾。以生地、芡实、枸杞子、补骨脂、山药、续断、川芎、于术、沉香九味研粗末铺晒槽,余者下罐,加黄酒四百八十两,蒸三昼夜,同铺槽之群药拌匀晒干,共研为细粉,过罗,炼蜜为丸,重三钱,蜡皮封固。

附注:百补全鹿丸(《饲鹤亭集方》),大补全鹿丸(《全国中药成药处方集》杭州方)。

人参养荣丸

心为天君,百体从令。心安体丰者,晬见于面,盎见于色矣。乃有身体虚弱,四肢疲倦,肌肉衰瘦,形容枯槁,惊悸健忘,寝汗发热,筋惕食少等症,治疗家无论其疾其脉,但用此丸,则诸病顿消,其效甚神。服是丸者,当奉为至宝。每服三钱,开水送下。

源自明·万全著《保命歌括》卷十二。

方药组成:白术,炙芪,白芍,远志(甘草水煮),当归,山药,熟地黄,五味,人参,白茯苓,山萸肉,生地黄,陈皮(洗)。

咳嗽,加麦冬、贝母、紫菀、冬花;热,加黄柏、知母;遗精、带浊,加牡蛎、龙骨;吐衄血腥,加丹皮、赤芍。

六味地黄丸

先天乃人身之根本,身体强健者,其阴必充。凡肾中真水不足,真火衰微,以致腰膝痿软,骨节酸痛,头目昏晕,水泛为痰,小便淋秘,遗精梦泄,自汗盗汗,发热咳嗽诸症。此丸百补百效,应验如神。每服四钱,空心淡盐汤送下。

源自《证治准绳·女科》卷四。

方药组成:熟地黄,山茱萸肉,山药,牡丹皮,白茯苓,泽泻,香附米(童便浸三次,炒),蕲艾叶(去筋,醋煮)。

附注:又名加味地黄丸(《济阴纲目》卷六)。

桂附八味丸

何柏齐曰:论造化之机,水火而已。经有云:肾者胃之关也。又云:益火之原,以消阴翳。乃肾水衰竭,龙雷之火,不安其位,以致脾胃虚寒,寝汗发热,精遗便浊,脐腹寒痛,咳嗽痰迷,遗尿不禁之症。服此丸,则扶真火以滋阴,壮真水以滋肾。每服三钱,空心淡盐汤下之。

源自《普济方》卷二十二引《卫生家宝方》。

方药组成:香附子,厚朴,陈皮,甘草,苍术,桂心,三棱,阿魏(另研),肉豆蔻一个(煨)。

肉桂七味丸

相火,非命门之真火也。肾亏者,火不能制,以致虚阳上升,酿成劳怯。今制此丸,则能滋真阴以行水,补命火以强脾,诚引火以归原也。每服三四钱,空心盐汤下之。最忌萝卜、烧酒、房事等件。

源自《经验广集》卷一,七味丸。

方药组成:熟地,山茱萸,山药,丹皮,泽泻,肉桂,大附子。

金匮肾气丸

血温气和,软坚相济,缓急调中,自无偏胜之弊也。凡脾肾虚弱者,腰痛脚肿,胸膈膨胀,四肢浮肿,喘急痰迷,浊阴上泛,小便不利,皆肾水枯涸所致,故制此丸以治之,则肾气补而功同九转丹矣。每服三钱,淡盐汤送之。

源自《金匮要略·妇人杂病脉证并治》肾气丸。亦名:八味肾气丸、金匮肾气丸。

方药组成：干地黄，薯蓣，山茱萸，泽泻，茯苓，牡丹皮，桂枝，附子(炮)。

陈氏八味丸

陈修园先生，亦名医也，家制八味丸以济世。专治肾水不足，虚火上炎，发热作渴，口舌生疮，牙根溃蚀，喉痛嗽痰等症。能常服此丸，则百病自消，故此丸见重于世。每空心服三钱，淡盐汤送下。

源自《肘后方》卷四，八味丸，名见《朱氏集验方》卷二。亦名：八物肾气丸、肾气丸、陈氏八味丸。

方药组成：干地黄，薯蓣，山茱萸，泽泻，茯苓，牡丹皮，桂枝，五味子。

附注：八物肾气丸、肾气丸(《御药院方》卷六)、陈氏八味丸(《饲鹤亭集方》)。

延龄广嗣丸

周书有曰："梦帝与我九龄。"①此延龄之证也。诗曰："太姒嗣徽音，则百斯男。"②此广嗣之谓也。至圣有然，难语

---

① 梦帝与我九龄：语出自《礼记·文王世子》："文王谓武王曰：'女(汝)何梦矣？'武王对曰：'梦帝与我九龄？'"东汉·郑玄注："九龄，九十年之祥也。"周文王问周武王：你梦到了什么？周武王回答说：梦到帝赐给我九十岁。

② 太姒……百斯男：语出自《诗经·大雅·思齐》"太姒嗣徽音，则百斯男。"疏曰："太姒思贤不妒，进叙众妾，则能生此百数之男"。太姒就是周文王的妃子太姒，嗣是继承，徽是美，音是声誉，徽音就是美誉、美德的意思。此句说的是太姒继承太任、太姜的美德，必能多生儿子。

9

凡辈。今人下元虚损,肾气早亏,必至腰膝酸痛,阳痿不举,先天之不足,宜其无嗣子。安享遐龄,有斯症者,宜久服。此则培元固本,添髓益精,而肾气复矣。所谓延年龄而广子嗣者,功正大也。每服四钱,淡盐汤送下。

源自《饲鹤亭集方》。

方药组成:杞子、线鱼胶、菟丝子、制首乌、茯苓、楮实子。

又方:见载于《全国中药成药处方集》(杭州方)。

方药组成:鹿角胶、巴戟肉、大熟地、海马、淡苁蓉、杜仲、潞党参、五味子、怀山药、白茯苓、大茴香、金樱子、胡芦巴、淫羊藿、贡沉香、枸杞子、蛇床子、白檀香、肉桂、菟丝子、川楝子、山萸肉、制附子、制乳香、怀牛膝(盐水炒)、补骨脂、制没药。

归芍地黄丸

夫众病积聚,皆起于虚也。今无论男妇,俱有阴真不足,血少气多,虚阳盛炽,头眩耳鸣,两胁攻痛,皆肝血不足所致。能服此丸,则阴血俱足矣。其神效乃尔。每服二钱,开水送下。

源自《症因脉治》卷二,此即归芍地黄汤。亦名:六味归芍汤,后改为丸剂。

方药组成:当归、白芍、生地、丹皮、茯苓、山药、山茱萸、泽泻。

附注:六味归芍汤(《证因方论集要》卷一)。本方改为丸剂,名"归芍六味丸"。(见《饲鹤亭集方》)

附子七味丸

人之始生,元阳血气,俱禀于天以成形者也。乃有阳亏畏冷之症,则气虚火衰,腹痛便溏,自汗盗汗,是丸能治之症。诚能回真阳而门户始固,其益人非浅鲜也。每服三钱,淡盐汤送下。

源自《医级》卷八,七味丸。亦名:附子七味丸。

方药组成:六味丸加附子。

附注:附子七味丸(《饲鹤亭集方》)。

知柏地黄丸

易曰:"水火既济",犹人之脏腑调和也。凡少年血气未定,知识渐开,相火易动,渐至肾水亏,真阴虚。此丸六味之原本,今加知母、黄柏以制之。久久服之,可以滋肾水,可以补阴精,其有益于人世者不少也。每服四钱,淡盐汤送下。

源自《医方考》卷五,六味地黄丸加黄柏知母方。亦名:知柏八味丸、滋阴八味丸、滋阴地黄丸、八味丸、凉八味丸、知柏地黄丸。

方药组成:熟地黄,山茱萸(去核,炙),山药,泽泻,牡丹皮(去木),白茯苓,黄柏(盐炒),知母(盐炒)。

附注:知柏八味丸(《简明医彀》卷四),滋阴八味丸(《景岳全书》卷五十一),滋阴地黄丸(《医学正印·男科》),八味丸(《玉案》卷五),凉八味丸(《症因脉治》卷二),知柏地黄丸(《医宗金鉴》卷二十七)。

七味都气丸

肺不跃则无咳嗽之病,此阴实者之体也。今有阴虚咳嗽,水泛为痰,甚至津液枯燥,喘不得卧,咽痛声哑,皆肾气不纳之故。能久服之,则诸疾消矣。每服三四钱,开水下之。

源自《症因脉治》卷三。又名:都气丸。

方药组成:六味地黄丸加五味子。

附注:本方改为饮剂,名"都气饮"(见《盘珠集》)。

附子都气丸

阴静阳动、阳生阴长,此一定之理也。世有阳虚恶寒者,大便溏滑,小便频数,咳嗽多痰,喘哮时形,宜服此丸,则阴阳和平之效可见矣。每服四钱,开水送下。

源自《饲鹤亭集方》

方药组成:六味地黄丸加附子,五味子。

耳聋左慈丸

肾水为天一之原。往往肾水不足者,虚火上升,所谓水亏阳旺是也。势必至耳鸣耳聋,目眩昏花,急宜服此,则肾水真阴皆足矣。每服三四钱,开水送下。

源自《饲鹤亭集方》。亦名:耳鸣丸、柴磁地黄丸。

方药组成:熟地,山萸肉(炙),茯苓,山药,丹皮,泽泻,磁石,柴胡。

附注:耳鸣丸(《全国中药成药处方集》南京方),柴磁地黄丸(《全国中药成药处方集》武汉方)。

又方:耳聋左慈丸,源自《重订广温热论》卷二。

方药组成:熟地黄,山萸肉,淮山药,丹皮,建泽泻,浙茯苓,煅磁石,石菖蒲,北五味。

青囊斑龙丸

鹿为仙兽,斑龙,鹿之释名也。与游龙相戏,身上有斑,故曰斑龙。昔成都道士,行歌于市曰:尾闾不禁沧海竭,九转金丹都慢说;惟有斑龙顶上珠,能补玉堂关下穴。此方得之仲景,因此传世。人服此丸,可长生也,童颜儿齿,益寿延年,是其征矣。每服四钱,淡盐汤下。

源自《医学正传》卷三引《青囊集方》。亦名:斑龙丸、仙传斑龙丸、斑鹿丸。

方药组成:鹿角胶(炒成珠子),鹿角霜,菟丝子(酒浸,研细),柏子仁(取仁,洗净),熟地黄,白茯苓,补骨脂。

附注:仙传斑龙丸(《医统》卷四十八),斑鹿丸(《何氏济生论》卷二),青囊斑龙丸(《饲鹤亭集方》)。本方名《东医宝鉴·杂病篇》引作"斑龙丹"。

脾肾双补丸

酒之为害大矣哉。始而合欢,继而随量而饮,是无伤也,乃恋酒之辈。不醉不止,至于伤脾,又有醉后嗜色,至于伤肾,岂非脾肾两亏,有坏身体,甚至腹痛齿疼,饮食呕恶,则百病来矣。此丸斟酌尽善,能双补脾肾故名之。开水每服送下三四钱。

源自《先醒斋广笔记》卷二。

方药组成:人参(去芦),莲肉(去心,每粒分作八小块,炒黄),菟丝子(如法另末),五味子(蜜蒸,烘干),山茱萸肉(拣鲜红肉厚者,去核烘干),真淮山药(炒黄),车前子(米泔淘净,炒),肉豆蔻,橘红,砂仁(炒,最后入),巴戟天(甘草汁煮,去骨),补骨脂(圆而黑色者佳,盐水拌炒,研末)。

各家论述:《饲鹤亭集方》:脾肾两亏,阴阳不固,以致虚寒飧泄,腹痛泻痢,食少神倦,或酒色过伤,脏真无火,此丸有健脾暖肾之功,故曰双补。

广嗣葆真丸

大凡幼年血气旺,精力强者,悉由先天充足故也。乃久无嗣子之辈,因少年身体不保,斫丧多端,或男子精寒,或妇人宫冷。肾亏气虚,腰酸腿痛,头晕目眩,耳鸣步艰,甚至阳痿便数,急宜服此,则固本保元,添精益髓,种子延年,功非浅鲜。每服四钱,淡盐汤送下。

源自《证治准绳·女科》卷四,葆真丸。

方药组成:鹿角胶(锉作豆大,就用鹿角霜拌炒成珠,研细),杜仲(去粗皮,切碎,用生姜汁同蜜少许拌炒断丝),干山药,白茯苓(去粗皮,人乳拌,晒干,凡五至七次),熟地黄,菟丝子(酒蒸,捣,焙),山茱萸肉,北五味子,川牛膝(去芦,酒蒸),益智仁(去壳),远志(泔煮,去骨),小茴香(青盐同炒),川楝子(去皮核,取净肉,酥炙),川巴戟(酒浸,去心),破故纸,胡芦巴(同故纸入羊肠内煮,焙干),柏子仁(去壳,另研如泥),穿山甲(酥炙),沉香,全蝎(去毒)。

又方:源自《张氏医通》卷十五,葆真丸。

方药组成:鹿角胶(即用鹿角霜拌炒成珠),杜仲(盐水拌炒),干山药(微焙),白茯苓(人乳拌蒸,晒),熟地黄,山茱萸肉,北五味,益智仁(盐水拌炒),远志(甘草汤泡,去骨),川楝子(酒煮,去皮核),川巴戟(酒炒),补骨脂,胡芦巴(与补骨脂同羊肾煮,汁尽为度,焙干),沉香(另为末,勿见火)。

各家论述:此方不用桂、附壮火助阳,纯用温养精血之味,独以沉香、益智鼓其氤氲,又以楝子抑其阳气,引诸阳药归宿下元,深得广嗣之旨。

又方:《鳞爪集》卷二,葆真丸。

方药组成:熟地黄,山药,杜仲,益智仁,牛膝,鹿角胶,茴香,巴戟,补骨脂,杞子,龟板胶,远志,枳实,胡芦巴,萸肉,柏子霜,五味,茯苓,川楝子,菟丝,石菖蒲。

济生归脾丸

脾属于土居中央,为五脏之领袖也。乃有思虑过度,怔忡健忘,惊悸盗汗,四肢无力,发热体倦,喜睡等症,皆因用药失宜,克伐伤脾,以致变生他症者,最宜服此,则归补于脾,而血脉通矣。每服开水送下三钱。

源自《医学六要·治法汇》卷七,归脾丸。

方药组成:黄芪,龙眼肉,酸枣仁(炒),人参,木香,甘草(炙)。

金锁固精丸

肾为藏精之舍,精之足者肾自固。故真元亏损者,津液难扃,致使遗精滑精,盗汗虚烦,腰痛耳鸣,四肢无力,一切虚劳之症顿作矣。此丸能坚金闭锁,壮阳降火,而淋自收。固精灵效,无以加矣。每服三五钱,空心淡盐汤下。最忌房事、劳役、烧酒、萝菔等件。

源自《鳞爪集》卷二。

方药组成:琐阳,苁蓉,莲须,芡实,鹿角霜,龙骨,巴戟,茯苓,牡蛎。

又方:见载于《北京市中药成方选集》,金锁固精丸。

方药组成:熟地,山药,茯苓,丹皮,菟丝子,山萸肉(炙),莲子,芡实(炒),牡蛎(煅),龙骨(煅),补骨脂(炙),沙苑子,巴戟肉(炙),杜仲炭(炒),人参(去芦),龟板胶,鹿茸(去毛),泽泻。

景岳左归丸

景岳有曰:凡虚热往来,营卫衰弱者,由于肾亏脾虚故也。世有神不守舍,自汗盗汗,精遗髓竭,腰酸咳嗽,耳聋口燥,诸病毕至矣。此丸能壮水培元,而精血自充。每服用开水送下三五钱。如嗜好房事、烧酒、莱菔者无效。慎之,慎之。

源自《景岳全书》卷五十一,左归丸。

方药组成:大怀熟地,山药(炒),枸杞,山茱萸肉,川牛膝(酒洗,蒸熟),菟丝子(制),鹿胶(敲碎,炒珠),龟胶(切碎,炒珠)。

济生二神丸

脾肾二经,生气之门,皆行于下也。乃虚寒之人,大便溏泻,小便泄数,相火升而饮食无味,腰痛体酸之症自生矣。此丸治

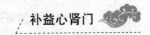

之,能温脾暖肾,而血脉流通矣。每服二钱,米饮开水任送下。

源自《本事》卷二,二神丸。亦名:钻胃丸

方药组成:破故纸(炒香),肉豆蔻(生)。

附注:钻胃丸(《东医宝鉴·杂病篇》卷四)。

景岳右归丸

命门之火,乃真火也。元阳不足者,真火必衰。少年克丧多端,每患此症,或禀赋素亏,脾胃虚寒,面黄体瘦,虚淋寒疝,便溏泄泻,肢节痹痛,眼见邪祟,此气血两亏之症也。此丸能益火以培右肾元阳,而神气自强矣,其灵验如此。每空心淡盐汤送服五钱。

源自《景岳全书》卷五十一,右归丸。

方药组成:大怀熟地,山药(炒),山茱萸(微炒),枸杞(微炒),鹿角胶(炒珠),菟丝子(制),杜仲(姜汤炒),当归,肉桂,制附子。

化滞十香丸

凡精力弥满者,寒暑不避,亦不受。今有元气早亏,百病易受,或冒寒凝滞,或中暑积结,则气不舒,而一切胸疼腹痛诸症顿起。此丸治之,而滞者化矣。每服三钱,滚烫汤下之。癞疝胀疼,以温酒下。

源自《赤水玄珠》卷十三,十香丸。

方药组成:甘松(炒),益智仁(炒),香附子,京三棱,莪术,青皮,陈皮,砂仁,木香,甘草(炒)。

又方:源自《青囊全集》卷上,十香丸。

方药组成:沉香,檀香,母丁,广香,乳末,槟榔,茯苓,枳壳,台乌,官桂,伏毛,藿梗,青皮。

附子理中丸

脾土居中,为万物之母也。乃脏腑不调,火不生土,以致大便溏湿,腹腰疼痛,下食不化,此下焦阳虚之症。今以附子理其中,则痰自化,胃不反,治胃寒呕恶之要药也。每服三钱,姜汤送下。

源自《太平惠民和剂局方》卷五。亦名:附子白术丸、理中丸、大姜煎丸。

方药组成:附子(炮,去皮、脐),人参(去芦),干姜(炮),甘草(炙),白术。

附注:附子白术丸(《鸡峰普济方》卷十二),理中丸(《儒门事亲》卷十二),大姜煎丸(《普济方》卷三九五)。

归芍六君丸

五脏六腑,必借血气以养之。自人脾胃虚弱者,饮食无味,气滞腹痛,呕吐痰涎,气郁困倦。服此丸者,能平肝补气,养血和中,效甚神也。每服三钱,滚汤送下。

源自《笔花医镜》卷二,归芍六君子汤。亦名:归芍六君汤。

方药组成:归身,白芍,人参,白术,茯苓,陈皮,半夏,炙草。

附注:归芍六君汤(《成方便读》卷一)。本方改为丸剂,名"归芍六君丸"(见《饲鹤亭集方》),"归芍六君子丸"(见《全国中药成方处方集》)。

补中益气丸

脾者肺之本,肺者气之本也。乃中气不足者,脾胃必虚,而肺气先绝,则必身热心烦,头痛懒言,恶寒恶食,或喘或渴,阳虚自汗,清阳下陷等症。是丸以补肺固表为君,补脾益气泻火为臣,和血养阴为佐,然后阳清升而阴浊降,则诸气通利也。每服三四钱,姜枣汤送下。倘阴虚上炎,湿热中伏者不宜服。

源自《内外伤辨》卷中,补中益气汤。亦名:医王汤。

方药组成:黄芪,甘草(炙),人参(去芦),升麻,柴胡,橘皮,当归身(酒洗),白术。

又方:源自《普济方》卷二十四引《内外伤辨》,补中益气汤。

方药组成:黄芪,人参(去芦),甘草,红花,白芍药(秋冬之月未有,只用白术代之),葛根,当归身(酒洗,焙干),橘皮(不去白),升麻,柴胡,黄柏(酒洗,去皮),黄芩,生甘草梢。

又方:源自《丹溪心法》卷三,补中益气汤。

方药组成:黄芪,人参,甘草(炙),当归身(酒洗,焙干),柴胡,陈皮,白术,升麻,葛根。

补虚威喜丸

此补虚之妙丸也。凡元气虚惫者,男则精滑白浊,尿如米泔,妇则血海久冷,带淋梦泄等症。每服三钱,开水送下。

源自《圣济总录》卷九十二,亦名:威喜丸。

方药组成:白茯苓(去黑皮,锉作大块,与猪苓,瓷器内同煮二十至三十沸,取茯苓再细锉,猪苓不用),黄蜡。

附注:感喜丸(《丹溪心法》卷三),补虚威喜丸(《全国中药成药处方集》杭州方)

松石猪肚丸

凡男妇下元俱有虚弱,或湿热郁结,小便频数,甚至梦遗白浊,赤白带淋,秽臭异常等症,此丸服之,则虚者实,而弱者强矣。每服三钱,开水送下。每服开水送下三钱。

源自《普济方》卷二一六引《经验良方》,猪肚丸。

方药组成:猪肚一个,莲子(与猪肚同煎一周日,干为末,去皮心),母丁香,川楝子(打破),破故纸,舶上茴香。

肾厥玉真丸

命门之火不可衰也。衰则头痛口渴,甚如刀劈,忽然昏愦,下虚上实,是之谓肾厥之症。此丸能达阴降逆,大有神效。服钱半为一次,淡姜汤送下。

源自《普济方》卷四十四引《指南方》,玉真丸。

方药组成:石膏(火煅通赤,放地上出火毒),半夏,硫黄(细研)。

又方:源自《本事》卷二,玉真丸。

方药组成:硫黄,石膏(硬者不煅,研),半夏(汤浸洗七次),消石(研)。

理疝芦巴丸

凡小肠疝气,无论老壮幼小之人俱有之。或阴囊肿胀,奔豚偏坠，坚硬如卵，坐走作痛，久而渐大，皆肾气不足之故。能久服此丸，则疝气渐散。空心服之，或淡盐汤或温酒任下。老壮服二钱，小儿服七分。

源自《鳞爪集》卷二。

方药组成：胡芦巴，川楝子，吴茱萸，小茴香，川乌，巴戟肉。

坎离既济丸

坎为水属肾，离为火属心。是丸能治心肾之妙剂也。凡有心肾不交，虚火上炎，口燥舌干，内热烦躁，咳嗽盗汗，梦遗精泄淋浊等症，皆男妇劳伤所致。常服此丸，则益精神，和血脉，心肾相交，是谓坎离既济也。以淡盐汤送下四钱。

源自《饲鹤亭集方》。

方药组成：人参，生地，熟地，天冬，麦冬，萸肉，白芍，知母，川柏，肉桂，苁蓉，枸杞子，五味子，山药，茯苓，茯神，丹皮，泽泻，枣仁，远志。

河车大造丸

生化之原，大造之功。其惟天能成之，能补之也。今世人金水不足，以致虚损劳神，咳嗽潮热，怔忡健忘。制是丸者，服之可以培先天，补后天，须黑发乌，聪耳明目，诚挽夺造化之功也。每服四钱，淡盐汤送下。

源自《活人方》卷三。

方药组成：紫河车二具，熟地黄，人参，白术，当归，枸杞，茯苓，芍药，黄芪，川芎，杜仲，牛膝，山药，肉桂，甘草。

又方:源自《扶寿精方》,大造丸。亦名:河车大造丸。

方药组成:紫河车一具(米泔水洗净,新瓦上焙干。用须首生者佳。或云砂锅随水煮干,捣烂),败龟板(年久者,童便浸三日,酥炙黄),黄柏(去粗皮,盐酒浸,炒褐色),杜仲(酥炙,去丝),牛膝(去苗,酒浸,晒干),怀生地黄(肥大沉水者,纳入砂仁末、白茯苓一块,稀绢包,同入银罐内,好酒煮七次,去茯苓不用),天门冬(去心),麦门冬(去心),人参。

附注:河车大造丸(《不居集》上集卷二)。

又方:源自《内科概要》。

方药组成:生地,熟地,牛膝,杜仲,当归,五味子,锁阳,苁蓉,杞子,天冬,黄柏,紫河车。

济生肾气丸

元阳虚则阴阳不和,此脾肾两亏,是以不能行于水,乃有腰重脚肿,小便不利,腹胀喘急,及膨臌等症。服是丸而滋阴益精,效甚神也。每服三四钱,米饮汤送下。

源自《济生方》卷四,加味肾气丸。亦名:金匮加减肾气丸、加味八味丸、金匮肾气丸、济生肾气丸、资生肾气丸。

方药组成:附子(炮),白茯苓,泽泻,山茱萸(取肉),山药(炒),车前子(酒蒸),牡丹皮(去木),官桂(不见火),川牛膝(去芦,酒浸),熟地黄。

附注:金匮加减肾气丸(《保婴撮要》卷五),加味八味丸(《医学入门》卷七),金匮肾气丸(《冯氏锦囊》卷十一),济生肾气丸(《张氏医通》卷十六),资生肾气丸(《金鉴》卷二十七)。

本方改为汤剂,名"金匮肾气汤"(见《证因方论集要》卷二),"肾气汤"(见《医林纂要》)、"加减金匮肾气汤"(见《医门八法》)。

人参固本丸

天赋人以形,则根本自固,不特性之本善,即元气亦常充满矣。乃有老人精寒囊湿,随时作痒,甚至皮破见血,少年先天不足,肌肤萎黄,或有五劳七伤,诸虚百损,腰痛肢酸,耳作蝉鸣,皆由肺气虚弱,相火时形,发热咳嗽,咯血肺痿者也。是丸专治是症,试之甚神。空心用龙眼汤送服三钱,滚汤送下亦可。

源自《简易方》引《叶氏录验方》(见《医方类聚》卷一五〇)。亦名:二黄丸、地黄丸、固本丸、生料固本丸。

方药组成:生地黄(洗),熟地黄(洗,再蒸),天门冬(去皮),麦门冬(去心),人参。

附注:二黄丸(原书同卷),地黄丸(《普济方》卷二二六引《如宜方》),固本丸(《医方类聚》卷七十引《简奇方》),生料固本丸(《医略六书》卷二十二)。

滋补大力丸

脾胃为万物之本,心血为一身之宰。凡五脏六腑之有虚劳者,皆可服此丸。如久服之,则脾胃健,饮食进,肌肉渐生,气力自添,强壮无穷,劳苦不倦,则终身不生疾矣。故东垣先生有脾胃论。每用三钱,开水送服。

源自《饲鹤亭集方》。

方药组成:熟地,山药,茯苓,杞子,枣仁,萸肉,当归,冬术,杜仲,菟丝子,龟板,虎骨,白芍,苁蓉,补骨脂,覆盆子,自然铜(醋煅),青盐,乳香,没药,地龙,地鳖虫。

宁神定志丸

昼而精神爽,夜而梦寐安,皆水火充足之人。乃世人多有神不守舍,肾不坚固,夜不成寐,昼则怠倦,以致盗汗遗精,作事健忘,则心血已耗,元神已伤矣。是丸服之,神为之宁,志为之定。每用三钱,或元眼汤或灯心汤任服。

源自《仁斋直指方论》卷十一,宁志丸。亦名:宁神定志丸。

方药组成:人参,白茯苓,茯神,柏子仁,琥珀,当归,酸枣仁(温酒浸半日,去壳,隔纸炒香),远志(酒浸半日,新布裹,捶取肉、焙),乳香,朱砂(另研),石菖蒲。

附注:宁神定志丸(《北京市中药成方选集》)。

参麦六味丸

肺为金,肾为水,此肺肾两亏,所以金水皆歉也。至若津液枯干,口舌发燥,咳嗽内热,系一切阴虚寒劳之症。是丸专治是症,能益神补精,服之无不应效。每服三四钱,或开水或淡盐汤任送。

源自《饲鹤亭集方》。

方药组成:六味地黄丸加党参,麦冬。

柏子养心丸

心血养然后百病消。今世人往往不顾身家,或劳欲过度,心血亏损,甚至精神恍惚,怪梦惊悸,盗汗遗精。常服此丸,则养血滋阴,神安志定,而诸损补矣。每服三钱,早晚元眼汤灯心汤任送。

源自《古今医统大全》卷七十引《集验方》。

方药组成:柏子仁(鲜白不抽炽者,以纸包捶去油),白茯神,酸枣仁,五味子,当归身,生地黄,甘草,辰砂(细研),犀角(镑)。

附注:《丸散育丹集成》有黄芪。

又方:源自《医部全录》卷三三一引《体仁汇编》。

方药组成:柏子仁(蒸,晒,去壳),枸杞子(酒洗,晒),麦门冬(去心),当归(酒浸),石菖蒲(去毛,洗净),茯神(去皮心),熟地(酒蒸),元参,甘草(去粗皮)。

又方:源自《北京市中药成方选集》。

方药组成:柏子仁,黄芪,茯苓,酸枣仁(炒),川芎,当归,半夏曲,甘草,人参(去芦),肉桂(去粗皮),五味子(炙),远志(炙)。

附注:柏子养心丸(《中国药典》)。

健步虎潜丸

人身以补脾健骨为主。乃精血不足者,筋骨软弱,下部虚损,步履艰难,以致骨蒸劳热,四肢麻木等症。久久服之,则精神强健,行步有力,甚为灵验。切勿藉此而役房事也。每服三钱,开水送下,最忌烧酒。

源自《丹溪心法》卷三,虎潜丸。亦名:健步虎潜丸。

方药组成:黄柏(酒炒),龟板(酒炙),知母(酒炒),熟地黄,陈皮,白芍,琐阳,虎骨（炙），干姜（一方加金箔一片,一方用生地黄,一方无干姜）。

附注:健步虎潜丸（《饲鹤亭集方》）。《东医宝鉴·杂病篇》有当归。

又方:源自《回春》卷二。

方药组成:黄芪（盐水炒）、当归（酒洗）、枸杞子（酒洗）、龟板（酥炙）,知母（人乳汁、盐、酒炒）,牛膝（去芦,酒洗）,白术（去芦）,白芍（盐、酒炒）,生地黄,熟地黄,虎胫骨（酥炙）,杜仲（姜、酒炒）,人参（去芦）,破故纸（盐、酒炒）,麦门冬（水泡,去心）,白茯神（去皮木）,木瓜,石菖蒲（去毛）,酸枣仁,远志（甘草水泡,去心）,薏苡仁（炒）,羌活（酒洗）,独活（酒洗）,防风（酒洗）,黄柏（人乳汁、盐、酒炒）,五味子,沉香,大附子（童便浸透,面裹煨,去皮脐,切四片,又将童便浸,煮干）。

朱砂安神丸

心主血而藏神。经曰:静则神藏,躁则消亡。故以养心安神为第一法也。乃世之人嗜好色欲,必至精神昏乱,寤寐不安,惊悸健忘,怪梦频作,心火热盛等症,服是丸以治之,然后心窍清明,神志倍益,博闻强识,绝少遗忘。每服三钱,临睡灯心汤下。

源自《仁术便览》卷三,加味朱砂安神丸。

方药组成:朱砂（飞,另研）,黄连（酒洗）,甘草（炙）,生地,当归。

扁鹊玉壶丸

扁鹊,古之名医也。秦姓,缓名,家于卢国。尝遇长桑君,得授医术。曰:饮上池水三十日,当大悟矣。遂如其法,后果洞见病人脏腑症结,医无不效。故名曰卢医扁鹊。道书有云:金精满鼎气归根,玉液盈壶神入室。所谓玉壶,指人身言也。遂制丸以传世,故曰扁鹊玉壶丸。本草止治阴寒恶疾,不言治脏。今人用治命门火衰,阳气暴绝,寒水臌胀,大有神功,有水火既济之妙。是丸难于制配,本堂按古虔制,不惜重资,得异授法,广仁术也。每用二钱,开水送服。

源自《绛雪园古方选注》卷中。

方药组成:硫黄八两。

制备方法:凡硫黄八两,配真麻油八两,将硫黄打碎,入冷油内炖炉上,炭火宜微勿烈,以桑条徐调,候硫溶尽即倾入大水缸内,急揲去上面油水,其色如金,取缸底净硫秤见若干两,仍配香麻油若干两,照前火候再溶、再倾,连前共三转;第四转用真棉花核油,配硫若干两,照前火候再溶,再倾入大水内,急除去上面油水,其色如绛;第五转,用肥皂四两,水中同煮六时;第六转用皂荚四两,水中同煮六时,拔净制硫之油,揲去其水,其色如硫火之紫;第七转用炉中炭灰,淋碱水制六时;第八转用水豆腐制六时,拔净皂碱之性;第九转用田字草捣汁(田字草出水稻田中,其叶如田字,八、九月采),和水制六时;临用研如飞面,凡净硫一两,配炒糯米粉二两,或水法或湿捣为丸。

滋阴百补丸

朱丹溪论劳瘵,主乎阴虚。盖自子至巳属阳,自午至亥属阴。阴虚则热在午后,五心烦躁,诸虚百损之症蜂起矣。是丸以滋阴为先,然后百损补,百病消,是谓滋阴百补丸。服之滋肾降火,固精坚筋,其验灵矣。每服三四钱,淡盐汤开水任送。

源自《活人书》卷三。

方药组成:熟地,杜仲,牛膝,枸杞子,当归,茯苓,山萸肉,鹿角胶,人参,黄芪,白术,白芍,肉苁蓉,龟板胶,锁阳,知母,黄柏,肉桂。

又方:源自年氏《集验良方》卷二。

方药组成:鱼鳔(蛤粉炒成珠,极焦为度),菟丝子(酒煮透,晒干),沙菀蒺藜(洗净,焙),枸杞子(酒拌,焙),肉苁蓉(酒煮透,晒干),女贞子(酒浸),覆盆子(酒浸,去底,焙),锁阳(酒浸),知母(酒浸),麦门(去心),远志肉(甘草水泡,去骨),当归身(酒洗),牛膝(酒浸),柏子仁(去油),枣仁(去壳,炒黑),巴戟(酒浸去骨,焙),莲须,芡实(去壳),丹皮(酒浸,炒),山萸肉(酒浸蒸,去核),白茯苓。

又方:《仁术便览》卷三。

方药组成:枸杞(甘州),杜仲(姜炒,断丝),当归(酒洗),南知母(去毛,酒炒),生地(酒洗),熟地(酒洗),人参(去芦),牛膝(酒洗,焙),干山药,山茱萸(去核),菟丝子(酒煮),黄柏(酒炒),琐阳(酥炙),麦冬(去心),天冬(去心)。

又方:《北京市中药成方选集》。

方药组成:熟地,山药,泽泻,茯苓,山萸肉(炙),巴戟肉

（炙），苁蓉（炙），补骨脂（炒），杜仲炭，莲须，丹皮，枸杞子，牛膝。

石刻安肾丸

肺为气主，肾为气本。肾虚不能纳气归元，故水不安其位而妄行，以致脚软膝酸，梦遗精洩，小便滑数之症。此丸能安心神，补血气，暖肾温胃，而志气充，引火归源，而百病消。每服二三钱，淡盐汤送之。

源自《饲鹤亭集方》。

方药组成：鹿茸，赤石脂，山药，戟肉，肉果，补骨脂，苁蓉，柏子仁，菟丝子，茯苓，远志，萸肉，茅术，附子，石斛，川乌，小茴，川椒，韭菜，青盐。

又方：《普济方》卷二二四。

方药组成：苍术，川椒，破故纸，胡芦巴，陈皮，茴香（炒），续断，川楝。

又方：源自《世医得效方》卷八。

方药组成：苍术（茴香炒，青盐炒，茱萸炒，猪苓炒，各炒令黄色，取术用），川乌（炮，去皮脐），附子（炮，去皮脐），川楝子（酒浸，去核），巴戟（去心，炒），白术（炒），陈皮（炒），肉苁蓉（酒浸，炙），破故纸（炒），茯苓（炒），肉豆蔻（面裹煨），木香（不见火），当归（火焙干），杜仲（炒去丝），熟地黄（酒浸，蒸 10 次，火焙），菟丝子（酒浸，炒），茴香，黑牵牛（半生，半炒），山药（炒），晚蚕蛾（去头足翅，炒），胡芦巴（酒浸，炒），肉桂（不见火），石斛（炒），川牛膝（酒浸，炒）。

滋阴八味丸

凡男妇一身,诚能阴阳无愆伏,虚实有相济,此上乘之人也。乃五心烦恼,两仪缺失,以及小儿骨蒸内热,皆由阴亏以致之。则必配成群臣佐使,八味之药以制之,可以除烦滋阴而效见矣。每服三四钱,空心淡盐汤送下。

源自《饲鹤亭集方》。

方药组成:麦冬,山药,首乌,青皮,熟地,桑叶,知母,丹皮。

平补镇心丸

和胃营卫,乃养心第一法。此丸清热平肝。凡心血不足者,每或惊悸怔忡,多梦不安,神志守失,常服之以镇心肾,定神志,养气血。此谓平补镇心丸。米饮汤空心送服三钱,久则见效。

源自《古今医统大全》卷四十八引《局方》,平补镇心丹。亦名:平补镇心丸。

方药组成:白茯苓,茯神,麦门冬(去心),五味子,车前子,远志(制),天门冬(去心),山药(姜汁炒),熟地黄(酒浸),酸枣仁(炒),人参,龙齿,朱砂(另研极细为衣)。

千金补肾丸

《内经》云:耳为肾窍,肾乃精之本也。凡肾气足者,听斯聪矣。兹有肾水虚乏,肝木无以滋其生,故有耳鸣耳聋之症。此丸能添精益髓,养气平肝,足以滋肾水,降心火。对症治之,应如桴鼓。每服三钱,开水送下。

源自《饲鹤亭集方》。

方药组成:党参膏,熟地,山药,杜仲,当归,茯苓,萸肉,枸杞子,菟丝子,淡苁蓉。

又方:方出《千金》卷六,名见《寿世保元》卷六。

方药组成:山茱萸,干姜,巴戟天,芍药,泽泻,桂心,菟丝子,黄芪,干地黄,远志,蛇床子,石斛,当归,细辛,苁蓉,牡丹,人参,甘草,附子,菖蒲,羊肾,防风,茯苓。

百合固金丸

肺与肝相为倚伏者也。辛可补肝,犹酸可补脾,皆散结润燥,津液通气已。今肺不保而肝不平,则血不能养,断难以滋阴而化痰。故制此丸以行世,愿世人奉而服之,则阴滋而痰化,精固而百病可却也。每服三钱,空心滚汤送下。

源自《慎斋遗书》卷七,百合固金汤。

方药组成:熟地,生地,归身,白芍,甘草,桔梗,玄参,贝母,麦冬,百合。

附注:按《医宗金鉴》有天门冬。用法:水煎服。改为丸剂,名"百合固金丸"(见《医钞类编》)、"固金丸"(见《中成药处方配本》)。

又方:源自《理虚元鉴》卷下,清金加减百合固金汤。

组成:百合,桔梗,川贝,桑皮,杏仁,花粉,麦冬,茯苓,陈皮,生甘草。

良方安肾丸

凡相火上炎者,肾必虚,或齿痛浮动,见冷愈疼,非风非虫,乃真气虚败,火不归原故也。悉由房事过多,天真愈耗。常服此丸,则精固而齿坚,龙雷之火,顿然熄矣。空心淡盐汤送下三钱。

源自《饲鹤亭集方》,石刻安肾丸。

方药组成:鹿茸,赤石脂,山药,戟肉,肉果,补骨脂,苁蓉,柏子仁,菟丝子,茯苓,远志,萸肉,茅术,附子,石斛,川乌,小茴,川椒,韭菜,青盐。

又方:源自《玉机微义》卷十九引《局方》,西川石刻安肾丸。亦名:西蜀石刻安肾丸。

方药组成:青盐,鹿茸(炙),柏子仁(净),石斛,附子,川乌(炮),巴戟(去心),肉桂,菟丝子,苁蓉,韭子,胡芦巴,杜仲,破故纸(炒),石枣,远志,赤石脂,茯苓,茯神,茴香(炒),苍术,川楝子,川椒,山药。

琥珀多寐丸

凡肾虚者,必有怔忡健忘,寤寐不安,心神恍惚之病。皆心血不足,肾气亏损故也。本堂虔制此丸,不惜重资,专治虚损症。服之安心神,补血气,而夜无惊寤矣。每以灯心汤送服三钱。

源自《古今医统大全》卷七十。

方药组成:真琥珀、真羚羊角(细镑)、人参、白茯神、远志(制)、甘草各等分。

附注:《医钞类编》无白茯神,有茯苓;《外科传薪集》有白术。

五子衍宗丸

此乃朱丹溪所制丸也。重用枸杞、菟丝以补肾,用覆盆以滋精,用五味以生血,则肾水补,阴气元阳,可永保矣。又加车前者,使小便开而精益固,则肾气自足。取义衍宗,正蕃育子嗣之意也。每以淡盐汤送服三钱。

源自《摄生众妙方》卷十一。

方药组成:甘州枸杞子,菟丝子(酒蒸,捣饼),辽五味子(研碎),覆盆子(酒洗,去目),车前子(扬净)。

茸桂百补丸

大凡元阳不足,肾水虚寒者,似难种子。或劳伤过度,以致命门火衰,脾胃虚弱,甚至腹痛便溏,呕恶反胃,肢节酸痛,虚淋寒疝,噎膈梦遗,眼见邪祟等症。服此以补元滋肾,种子延年。此秘制之神方也。每空心淡盐汤送服四钱。

源自《饲鹤亭集方》。

方药组成:鹿茸,肉桂,党参,首乌,菟丝子,杜仲,熟地,川断,于术,茯苓,萸肉,泽泻,牛膝,归身,白芍,楮实子,戟肉,苁蓉,杞子,淡附子,甘草。

补肾金刚丸

夫筋骨强健之人,其肾足精足,而真元无亏。今有腰膝沉重,四肢无力,皆由肾虚而精败也。能服是丸,则肾不虚而筋骨健壮。每服三四钱,滚汤淡盐汤任送。

见载于《全国中药成药处方集》(杭州方)。

方药组成:川萆薢,杜仲(盐水炒),淡苁蓉,菟丝子(酒蒸),猪腰子。

夺天造化丸

凡男妇用心,多思则劳,多劳则伤。乃男或劳伤,则心痛神疲,四肢倦怠,行走气喘,遍身疼肿,及精滑阳痿;妇或劳伤,则赤白带下,经水不调,行经疼痛,及产后恶露未净,二便不利。每服此丸,其效甚速,有夺天造化之功也。开水送下三钱。

源自《饲鹤亭集方》。

方药组成:针砂(煅),大麦粉,红花,木香,泽泻,当归,赤芍,生地,牛膝,苏子,麦冬,川贝,陈皮,枳壳,香附,山楂,神曲,青皮,丹皮,地骨皮,五加皮,秦艽,川芎,乌药,玄胡,木通。

茴香橘核丸

朱丹溪曰:癞疝不痛不痒,非断房事,解厚味不可。然疝有四种:肠癞、卵癞、水癞、气癞,皆由寒湿而成,其症难见乎肾,而其病实本乎肝。此丸能行气活血,导热去湿,而肝自平,而肾自暖。诚散肿消坚之妙剂也。每服三钱,空心淡盐汤送下。

见载于《全国中药成药处方集》(杭州方)。

方药组成:橘核(盐炒),厚朴(姜炙),桃仁,昆布,木通,肉桂,川楝子(炒),玄胡索(醋炙),海藻,木香,枳实(麸炒),小茴香(酒炒),海带。

斑龙二至百补丸

元充本固,先天者也;培植滋养,后天者也。乃有不足之先天,亏损具后天;则元为之亏,精为之竭;久而阳痿便数,梦泄腰酸,此弱症也。是丸在冬至日配合,重用仙兽,一阳生也。服之能固本保元,生精养血,童颜儿齿,润发乌须。而血脉充矣,而元阳足矣,多种嗣子,效可立见。每服四钱,空心淡盐汤送服。

源自《饲鹤亭集方》。

方药组成:人参,鹿角霜,五味子,黄芪,生地,知母,黄柏,山药,萸肉,茯苓,芡实。

又方:源自《古今医统大全》卷四十八,斑龙二至百补丸。亦名:斑龙二至丸、斑龙百补丸。

方药组成:鹿角(新取连脑骨者佳,锯作两寸长段,长流水洗,米泔浸一宿,刷洗净,吹晒干,同后药和入瓷坛煮胶),黄精,枸杞子(甘州者),怀熟地黄,菟丝子(热水淘净),金樱子(去毛子净),天门冬(去心),麦门冬(去心),川牛膝(酒洗),龙眼肉,楮实子(热水洗)以上十味同角和匀,入净好金华坛内,层层放实,用新汲淡水注坛中平肩,以密棱布四层封口,以新砖压之,置大锅中井字架上,以木甑盖好,重汤煮三日夜,毋得间断火候。旁用小锅烧滚水,不时添注坛内并锅内,勿使干涸。日足,取起,滤去滓,将汁用罗底绢绞出,入净砂锅内,文火熬成膏,再炼蜜(滴水成珠)掺入,调和后项药,杵烂为丸。鹿角霜,人参,黄芪(蜜炒),鸡头粉,白茯苓(去皮),怀山药(炒),山茱萸肉(连核者,盐水洗过,取肉),怀生地黄(酒洗,掐断,绢包,饭上蒸过),知母(盐水炒),五味子(去梗),夏月加川黄柏(炒褐色)。

附注:斑龙二至丸(《全国中药成方处方集》),斑龙百补丸(《全国中药成药处方集》青岛方)。

健阳老奴丸

此起阳种子之神方。易曰:乾健不息。即此意也。凡肾水不足,斫丧多端者,服之能返本还元。虽年耄耋,亦能轻身壮力;培元阳,益脏腑;其功甚大,其效甚神,屡试屡验。每服三四钱,开水送下。

源自《普济方》卷二一九引崔磨方,老龙丸。亦名:苍龙丸、老奴丸。

方药组成:母丁香,紫霄花,肉苁蓉(酒浸),菟丝子(酒浸),蛇床子,巴戟,仙灵脾,白茯苓(去皮),远志(去心),八角茴香,灯草,荜澄茄,胡桃肉,车前子,萆薢,马蔺花(酒浸),牡蛎(火烧炒六次),韭子种,木通(酒浸),干漆(炒去烟),山茱萸,破故纸(酒浸),全蝎,桑螵蛸(酒浸),龙骨,熟地黄,当归,沉香,木香,大蜘蛛(一方无桑螵蛸、当归、乳香)。

附注:苍龙丸(原书同卷),老奴丸(《奇效良方》卷二十一)。

杨氏打老儿丸

乌须黑发,耳聪目明,盛年时也。乃当血气渐衰之候,腰酸脚重,肢体倦怠,一切诸虚百之病旋作矣。能久服此丸,固本培元,补气壮阳。所谓童颜儿齿,是其证也。每服四钱,开水送之。

源自《万氏家抄方》卷四,打老儿丸。亦名:延寿丹、还少丹。

方药组成:石菖蒲(去须毛,嫩桑枝条拌蒸,晒干,不犯铁器),干山药(蒸出晒干),川牛膝(去头,用黄精自然汁浸,漉出,酒浸一宿,若无黄精,酒浸三日,漉出,细锉,焙干),远志(去心,甘草汤浸一宿),巴戟(去心,枸杞子汤浸一宿,漉出,酒浸一伏时,菊花同焙令黄,去菊花),续断(去筋,酒浸一伏时,焙干),五味子(蜜浸蒸,从巳至申。又以浆水浸一宿,焙干),楮实子(水浸三日,去浮者,晒干,酒浸一伏时,漉出蒸,从巳至亥,焙干),杜仲(去皮,酥蜜炒去丝),山茱萸(取肉,暖火焙干),茯神(去皮心,捣细,于水盆内搅,去浮者),熟地(瓷锅柳木甑蒸之,摊令气歇,拌酒再蒸,晒干,勿犯铜铁器),小茴香(酒浸一宿,炒),肉苁蓉(酒浸一宿,刷去沙土浮甲,劈破中心,去白膜),枸杞子各等分。

附注:延寿丹(《医统》卷九十三),还少丹(《一草亭》,《一草亭》方无五味子,用法以枣肉二百枚捣和,加炼蜜为丸。)

大补阴丸

易曰:一阴一阳之为道。阴与阳固不可愆伏①也。乃世

---

① 愆伏:语出自《左传·昭公四年》:"冬无愆阳,夏无伏阴。"(愆阳:冬天阳温。伏阴:夏天阴凉)后因以"愆伏"指气候失常,冷暖不调;土气有早晚,天时有愆伏。愆(qiān),罪过,过失;愆伏(天气冷暖失调)多指大旱或酷暑,有变化无常的意思。

人往往有阴虚之症。或相火妄动,真阴亏损,以致虚热劳伤,咳嗽失血,肺痿骨蒸,盗汗呃逆,耳鸣耳聋,即肾虚火炎之症也。服此以治之,则肾水渐充矣。每服三钱,淡盐汤送下。虚呃者,或人参汤,或白术汤任服。

源自《同寿录》卷一。

方药组成:黄柏(酒炒),知母(酒炒),龟板(酥炙,去边),熟地(酒蒸九次),锁阳,甘枸杞,干姜(炒紫色),五味子,白芍(酒炒),天冬,覆盆子,菟丝子(酒炒),于白术(炒),陈皮,牡蛎(童便煅),山萸肉,虎胫骨,防己(酒洗),牛膝(酒洗),当归(酒洗)。

又方:源自《丹溪心法》卷三,补阴丸。亦名:源自《医方类聚》卷一五三引《新效方》,大补阴丸。

方药组成:侧柏,黄柏,乌药叶,龟板(酒炙),苦参,黄连。

益阴小安肾丸

凡男子下元冷者,其肾气必虚。则疝气偏坠,寒湿交作,泄泻肠鸣,眼目昏花;妇女胞门受寒,小腹疼痛,俱服此丸以治之,则应验神矣。每日临睡时,或淡盐汤,或温酒,任服三钱。

源自《太平惠民和剂局方》卷五(续添诸局经验秘方),小安肾丸。

方药组成:香附子,川乌,川楝子(以上用盐、水同煮,候干,锉,焙),熟干地黄,茴香,川椒(去目及闭口者,微炒出汗)。

大菟丝丸

元阳足则筋力强健，心神安定，由先天禀受所致也。乃或先天虚弱，或斫丧多端，以致五劳七伤，诸虚百损，则阳痿肾寒，百体酸痛，无怪其终身不能种子也。本堂购求上品药料，虔诚秘制，皆主人一片婆心，不惜工本，普济世人。久服此丸，则广种子嗣，益寿延年。效难尽述也。每用淡盐汤送服四钱。

源自《饲鹤亭集方》。

方药组成：鹿茸，熟地，苁蓉，戟肉，茯苓，石斛，牛膝，防风，泽泻，川断，杜仲，小茴香，补骨脂，沉香，荜茇，桑螵蛸，萸肉，龙骨，菟丝子，附子，肉桂，川芎，五味子，覆盆子。

济生黑归脾丸

今所谓黑归脾者，再加熟地蜜丸以制之。亦治思虑过度等症。或妄行劳伤，肠红崩漏者，服此能补五脏，生精液，通血脉。常服最妙。每用开水送服四钱。

源自《饲鹤亭集方》，黑归脾丸。

方药组成：熟地，人参，冬术，茯神，枣仁，远志，黄芪，当归，木香，炙草，桂圆，生姜，大枣。

滋肾丸（一名通关丸）

李东垣，名医也。发明医学，病源毕宣。因世人有上盛下虚，阴痿阴汗，脉上冲而喘益急，口不渴而小便秘。故作是丸，宜服之以滋肾，则蒸热退而肾关通矣。每用开水送服三钱。

源自《兰室秘藏》卷下,通关丸。亦名:滋肾丸、坎离丸、知母黄柏滋肾丸、大补滋肾丸、泄肾丸、通关滋肾丸。

方药组成:黄柏(去皮,锉,酒洗,焙),知母(锉,酒洗,焙干),肉桂。

附注:滋肾丸(原书同卷),坎离丸(《明医指掌》卷二),知母黄柏滋肾丸、大补滋肾丸(《医林绳墨大全》卷六),泄肾丸(《医部全录》卷二六五),通关滋肾丸(《全国中药成药处方集》上海方)。本方改为汤剂,名"滋肾通关饮",(见《丁甘仁医案》卷六)。

孔圣枕中丹

大凡勤政治者,案牍劳形;攻诗书者,思虑过度;心脾二经,最为紧要。乃伤其心脾,以致痰火乱其神明。本堂思此丸极紧要之药,按古法制,虔诚修合,灵验异常。所谓补肾镇心,益聪利窍,强神增智,散郁消痰者,试之甚神矣。久久服之,即歌咏达旦,断不伤神。幸勿藉此以劳房事。每临卧用龙眼汤煎服三钱。

源自《医心方》卷二十六引《葛氏方》,孔子枕中神效方。亦名:孔子大圣知枕中方、孔子枕中散、龟甲散、补心汤、孔子大圣枕中方、孔子大圣枕中汤、枕中丹、大聪明枕中方、孔圣枕中丹、大圣枕中方

方药组成:龟甲、龙骨、远志、石菖蒲各等分。

附注:孔子大圣知枕中方(《千金》卷十四),孔子枕中散(《千金翼》卷十六),龟甲散(《圣济总录》卷一八六),补心

汤(《医方类聚》卷一五九引《永类钤方》),孔子大圣枕中方(《医学纲目》卷十六),孔子大圣枕中汤(《赤水玄珠》卷十四),枕中丹(《证治宝鉴》卷六),大聪明枕中方(《医林绳墨大全》卷四),孔圣枕中丹(《医方集解》),大圣枕中方(《医略六书》卷二十二)。本方改为丸剂,名"枕中丸"。(见《全国中药成药处方集》南京方)。

青娥丸

元阳者,人之本也。本固则元足。乃世人不察,斫丧其精则肾虚,肾虚则小便余沥,诸病环集矣。此丸最能养血滋阴,去风除湿,乌须润发,返老还童。其神妙不可枚举。每服三钱,淡盐汤送服。

源自《景岳全书》卷五十三引《良方》,加减青娥丸。

方药组成:破故(炒),小茴(盐水炒),胡芦巴(炒),杜仲(姜汁炒),胡桃肉,莲心,青盐(煅),穿山甲(酥炙)。

又方:源自《圣济总录》卷一八六,杜仲丸。亦名:青娥丸、青蛾丸、肾气丸。

组成:杜仲(去粗皮,炙,为末)一两,补骨脂(炒香熟,为末)一两,胡桃仁(汤浸去皮,研)一两。

附注:青娥丸(《仁斋直指方论》卷十八),青蛾丸(《普济方》卷一五四),肾气丸(《仙拈集》卷二)。

培元震灵丹(一名紫金丹)

心神定则真元足。世有心神恍惚,头目晕眩,精遗疝坠;或久痢久泻,咳嗽呕吐,自汗盗汗;及中风瘫痪,筋骨手足为之拘挛;并妇人血气不足,宫冷不孕等症。宜服是丸,有奇验矣。空心每服一二钱,男则酒送,女则醋送,并忌诸血,孕妇忌服。

源自《太平惠民和剂局方》卷五(吴直阁增诸家名方)引唐冲虚先生三品制炼方,玉华白丹。亦名:震灵丹

组成:白石脂(净瓦阁起,火煅红,研细,水飞),左顾牡蛎(洗,用韭叶捣,盐泥固济,火煅,取白者),阳起石(用坩锅于大火中煅令通红,取出,酒淬,放阴地令干),钟乳粉(炼成者)。

附注:震灵丹(《普济方》卷二〇七)。

聚精丸

真元肾水,皆一气之所流行也。凡元虚精竭,则气必陷,渐而肾不固,则精必滑,精滑则梦遗便泄之病至矣。此皆房劳太过所致也。是丸专治是症,能久服之,则聚精补元,而肾自滋,而效自见。每空心淡盐汤送服四钱。

七宝美髯丹

大凡筋骨强壮者,三阴不待补而自补,此血气足故也。今则无论男妇,周身麻木,遗精崩带,精冷宫寒,以及痈痔疮毒等症。服此以治之,下焦有助,而胃气自强矣。每用淡盐汤送服四钱。

源自《仙拈集》卷三。

方药组成:何首乌(切片,米泔水浸过,用乌豆五升浸软,一层豆,一层首乌,密盖,九蒸晒),当归,人参,黄柏,菟丝,熟

地,茯苓,天冬,麦冬,生地,牛膝,枸杞,山萸,山药,五味。

又方:源自《本草纲目》卷十八引《积善堂方》。亦名:七珍至宝丹、乌须健阳丹、美髯丹、七宝美髯丸、首乌补益丸。

方药组成:赤何首乌,白何首乌(米泔水浸三、四日,瓷片刮去皮,用淘净黑豆,以砂锅木甑,铺豆及首乌,重重铺盖蒸之,豆熟取出,去豆晒干,换豆再蒸,如此九次,晒干,为末),赤茯苓,白茯苓(去皮,研末,以水淘去筋膜及浮者,取沉者捻块,以人乳浸匀,晒干,研末),牛膝(去苗,酒浸一日,同何首乌第七次蒸之,至第九次止,晒干),当归(酒浸,晒),枸杞子(酒浸,晒),菟丝子(酒浸生芽,研烂,晒),补骨脂(以黑脂麻炒香)。

附注:七珍至宝丹、乌须健阳丹(《扶寿精方》),美髯丹(《医级》卷八),七宝美髯丸(《全国中药成药处方集》武汉方),首乌补益丸(《实用中成药手册》)。

二至丸

凡人以精髓固其本,以血气养其神。至于老人血气虚弱,肾气亏损,腰背必不伸矣;乃又有加痛而屈者,宜服此丸。则壮筋健骨,补肾滋阴,取冬夏二至以名,亦阴生阳生之义也。或淡盐汤,或盐酒任送,每服三四钱,空心用核桃肉细嚼服之。价甚廉而功甚大,最为便捷。

源自《杨氏家藏方》卷九。

方药组成:鹿角(镑细,以真酥,无灰酒煮干,慢火炒令干),苍耳(酒浸一宿,炒干),麋角(镑细,以真酥、米醋煮干,慢火炒干),当归(细切,酒浸一宿,焙干),山药,白茯苓(去皮),黄芪(蜜炙),人参(去芦头),沉香,沙苑蒺藜(拣去土,净洗,焙干),远志(去心),肉苁蓉(酒浸一宿,切,焙干),附子(炮,去皮脐)。

又方:源自《医方类聚》卷九十五引《济生》。

方药组成:鹿角(镑),麋角(镑),附子(炮,去皮),桂心(不见火),补骨脂(炒),杜仲(去皮,锉,炒丝断),鹿茸(酒蒸,焙),青盐(别研)。

附注:方中鹿角、麋角,《张氏医通》作"鹿角胶""麋茸"。

固真金液丹

少年纯阳之体,无有亏耗。及嗜欲开而斫丧多,则命门之火衰矣。甚至沉寒锢冷,腰肾久寒,二便壅塞,筋骨伤损,阳气暴绝,阴毒伤寒,又小儿慢惊,俱可服此。每服一钱,滚汤送下。

源自《景岳全书》卷六十二,九还金液丹。

方药组成:胆星(九制者),朱砂(飞),生牛黄,僵蚕(炒),牙皂(去皮弦,炒焦),冰片,麝香。

茯菟丸

心肾为水火之藏,法天施地生之道。心神伤则火动,火动不已,则肾水受伤,而五脏六腑,皆不得藏而时下矣,故为遗精梦泄。戴氏曰:遗精,或用心过度,心不摄肾而失者;或思色不遂,致精失位而出者;或色欲太过,滑泄不禁者,悉由肾水亏,心火亢也。以此治之,健脾利湿,涩精固气,诚上品也。每服三钱,空心淡盐汤送下。

源自《三因极一病证方论》卷十,玄菟丹。亦名:玄菟煎、茯菟丹、茯菟丸。

方药组成:菟丝子(酒浸通软,乘湿研,焙干,另取末),白茯苓,干莲肉,五味子(酒浸,别为末)。

附注:玄菟煎(《易简方》),茯菟丹(《仁斋直指方论》卷十七),茯菟丸(《丹溪心法》卷三)。

又方:源自《太平惠民和剂局方》卷五(续添诸局经验秘方)。亦名:茯苓丸。

方药组成:菟丝子,白茯苓,石莲子(去壳)。

附注:茯苓丸(《医学纲目》卷二十九)。

杨氏还少丹

脾为调中,肾为精舍,乃一身之至要。乃暮年之人,精力短少,血气就衰;壮年之人,遗精白浊,肌体憔悴;发热盗汗,耳鸣目暗。老则预服,壮则即服。能利窍和中,乌须黑发,功效见矣。每服三四钱,空心淡盐汤送下。

源自《仁斋直指方论》卷九,还少丹。

方药组成:山药(炮),牛膝(酒浸,焙),白茯苓,山茱萸,舶上茴香(炒),续断,菟丝子(洗,酒浸,烂研,焙),杜仲(去粗皮,姜汁涂炙,截,炒),巴戟(去心),苁蓉(酒浸,焙),北五味子,枳实,远志(姜汁醮,取肉,焙),熟地黄。

又方:源自《扶寿精方》,还少丹。

方药组成:何首乌(黑豆一碗,水三碗同煮,去豆),牛膝(酒浸,炒),生地黄(酒浸,九蒸九晒),肉苁蓉(酒浸,刮去浮甲心膜,酒拌蒸,酥炙),黄柏(去皮,炒褐色,先用酒浸),补骨脂(酒浸一宿,东流水洗,蒸半日),车前子(微炒),柏子仁

（微炒），麦门冬（水润，去心，微炒），天门冬（去心，酒拌蒸）。

葆真丸

男子固精，妇人调经，一定之理也。故血温气和者，多子嗣焉。今阴虚无子，宫寒不孕；又或消渴淋漓；或心肾不足。能服是丸，则精必固，经必调；十二之经络必通，三焦之积聚必开。虽迈年亦能育子，顾名取义。斯诚葆真之最妙也。每晨四钱，温酒淡盐汤任下。

源自《证治准绳·女科》卷四。

方药组成：鹿角胶（锉作豆大，就用鹿角霜拌炒成珠，研细），杜仲（去粗皮，切碎，用生姜汁同蜜少许拌炒断丝），干山药，白茯苓（去粗皮，人乳拌，晒干，凡五至七次），熟地黄，菟丝子（酒蒸，捣，焙），山茱萸肉，北五味子，川牛膝（去芦，酒蒸），益智仁（去壳），远志（泔煮，去骨），小茴香（青盐三钱同炒），川楝子（去皮核，取净肉，酥炙），川巴戟（酒浸，去心），破故纸，胡芦巴（同故纸入羊肠内煮，焙干），柏子仁（去壳，另研如泥），穿山甲（酥炙），沉香，全蝎（去毒）。

又方：源自《张氏医通》卷十五。

方药组成：鹿角胶（即用鹿角霜拌炒成珠），杜仲（盐水拌炒），干山药（微焙），白茯苓（人乳拌蒸，晒），熟地黄，山茱萸肉，北五味，益智仁（盐水拌炒），远志（甘草汤泡，去骨），川楝子（酒煮，去皮核），川巴戟（酒炒），补骨脂，胡芦巴（与补骨脂同羊肾煮，汁尽为度，焙干），沉香（另为末，勿见火）。

水陆二仙丹

凡肾水不足者，淫火薰蒸，故精易离其位也。是以随时流浊，即谓膏淋。肝胆之火动焉，男则为遗精白浊，妇则为赤白带下。是丸益精滋阴，熄火止脱，功亦伟矣。一生于水，一生于山，故曰水陆二仙。空心用淡盐汤，每送服三钱。

源自《证类本草》卷十二引《本草图经》，水陆丹。亦名：水陆二仙丹、经验水陆二仙丹。

方药组成：金樱子，鸡头实。

《医方考》：金樱膏漏润而味涩，故能滋少阴而固其滑泄；芡实粉枯涩而味甘，故能固精浊而防其滑泄。金樱生于陆，芡实生于水，故曰水陆二仙。

附注：水陆二仙丹（《洪氏集验方》卷三），经验水陆二仙丹（《景岳全书》卷五十九）。

三才封髓丹

心肾两经，不可伤也。乃心火旺，肾水亏，则血不养而阴虚矣。今制此丹，能降心火，益肾水，滋阴养血，润且补矣。取义三才者，人参能建立中气，以伸参天两地之权也。每服三四钱，用苁蓉半两，酒浸一宿，取出煎三四沸，空心送下。

源自《医学发明》卷七。

方药组成：天门冬（去心），熟地黄，人参（去芦），黄柏，缩砂仁，甘草（炙）。

局方黑锡丹

男妇一身，阴阳以和为贵。乃阳衰阴虚，上逆下塞，混淆极矣。以致四肢厥冷，不省人事；或妇人宫寒，赤白带下；以及小儿痘寒，攻发太盛，阳元欲脱。或用人参汤，或米饮汤送下百丸,即可回生,慎勿轻视。

源自《杨氏家藏方》卷九,黑锡丹。亦名:黑锡丸、乌金丸。

方药组成:黑锡(新铫中以火熔开,用香匙撇去锡滓,入硫黄同炒过,取出研为细末),硫黄末(上二味加入铫中炼成汁,取下铫,候冷再见火,如此三次,候冷,研为细末),舶上茴香(略炒),附子(炮,去皮脐),木香(略炒),川楝子肉(炒),破故纸(炒),肉豆蔻(面裹煨)。

附注:黑锡丸(《普济方》卷一二〇),乌金丸(《普济方》卷一二〇)。

又方:源自《朱氏集验方》卷八,黑锡丹。

方药组成:黑锡(洗,熔了去渣),硫黄(透明者,结沙子),附子,破故纸(酒浸,炒),肉豆蔻(面裹煨),茴香(炒),金铃子(蒸熟,去皮核),木香,沉香。

宫方草灵丹

凡多役房事者,肾水易亏。此宫中所传之方也。此丹补元气,滋肾水,养心血,添精益髓,返老还童。诚仙草灵丹也。每服空心,或淡盐汤,或黄酒任送三钱。

源自《御药院方》卷六,草灵丹。

方药组成:生地黄(细切,用无灰酒,夜浸昼晒,七日酒尽,焙干),鹿茸(酥炙黄,焙干,为末),肉苁蓉(酒浸七日,研为泥,焙干),牛膝(酒浸七日,焙干),桂心,蛇床子,菟丝子(酒浸七日,研为末,焙干),远志(去心),大枣(煮熟,去皮核,焙干)。

又方:源自《遵生八笺》卷十七,草灵丹。

方药组成:真川椒(去子,炒出汗),白茯苓(去皮,炒),川乌(去皮脐),茴香(盐炒),苍术(酒浸,焙干),甘草(粉者,去皮,炙),熟地(酒浸),山药。

真人萃仙丹

大凡炼丹,其精必固,其元必足,所以水火既济也。今肾水不足者,元气消耗,精损液涸;惊悸恍惚,夜梦遗精;腰痛腿酸,诸虚百损,种子诚难。故真人赐此方以传世,如仙丹萃聚也。每用淡盐汤送服三钱。

源自《饲鹤亭集方》,萃仙丸。

方药组成:潼蒺藜,山茱肉,芡实,连须,枸杞子,菟丝子,川断,覆盆,金樱子。

又方:见载于《中国医学大辞典》,真人萃仙丸。

方药组成:蒺藜(炒),茯苓,牡蛎,莲须,枣仁,芡实,菟丝子,山药(人乳汁制),龙骨,山茱萸肉。

长春不老丹

凡元阳不足者,肾水必亏,心血必涸。此丹能添精髓,壮筋骨,润肌肤,则诸虚、百损皆补矣。所谓种子嗣,益年寿,屡试神验,是为长春不老之丹。空心每服三钱,或淡盐汤,或好酒任送。

源自《普济方》卷二二三,长生不老丹。

方药组成:苍术(酒浸,醋浸,盐汤浸,米泔水浸),莲肉(用猪肚一个,入莲肉煮,去肚不用),五味子,茯苓,枸杞子,熟地黄。

又方：源自《墨宝斋集验方》卷上，延年益寿不老丹。

方药组成：何首乌（竹刀刮去粗皮，米泔水浸一宿，用黑豆三升，水泡涨，每豆一层，何首乌一层，重重铺毕，用砂锅竹甑蒸之，以豆熟，取首乌晒干；又如法蒸晒九次听用），赤茯苓（用竹刀刮去粗皮，为末，用盘盛水，将末倾入水内，其筋膜浮在水面者不用，沉水底者留用；湿团为块，用黑牛乳五碗，放砂锅内慢火煮之，候乳尽茯苓内为度，仍碾为末听用），白茯苓（制法同赤茯苓，亦湿团为块，用人乳五碗，放砂锅内照前赤茯苓，仍碾为末，听用），怀山药（姜汁炒，为末），川牛膝（去芦，酒浸一宿，晒干，为末），甘枸杞子（去梗，晒干，为末），杜仲（去皮，姜汁炒断丝，为末），破故纸（用黑芝麻同炒熟，去麻不同，破故纸碾为末），菟丝子（去砂土净，酒浸生芽，捣为饼，晒干，为末）。

荆公妙香散

荆公制此妙香散，始而传家，继而济世，此方是以见重于世。大凡心肾不交，惊悸健忘，怪梦遗精，悉由元阳亏损，有以致此。是能镇心安神，补气益精，调和经脉，则百体受益，而精神渐复矣。每用温酒冲服三钱。

源自《普济方》卷二一七引《卫生家宝》，王荆公妙香散。

方药组成：白茯苓，茯神，远志（去心），人参，益智（去皮），五色龙骨，朱砂（研），甘草（炙）。

胡氏洞天毓真膏

凡五劳七伤，淋浊痞结，以及元虚气喘瘫痪等症，将此膏烘热,贴于脐上,或命门。能通十二经血脉。则固本益阳,黑发乌髭,返老还童。贴七十天一换,则身健体轻,益寿延年。

源自年氏《集验良方》卷二,毓真膏。

方药组成:当归,远志,人参,白芷,红花,五味子,附子,肉桂,苍术,鹿茸,甘草,黄芪,白及,紫梢花。

附注:冠以"胡氏"之名,应为胡庆余堂药号独创之方药。

参茸卫生丸

是丸为种子之妙品。能大补元阳,添精益髓。凡老年乏嗣,房事不举者;及少年虚弱,下元不固等症。惟丸散修合,全凭心地。本堂觅置是方,虔合试服,极验。因不敢秘藏。按方选拣,大山人参,关东鹿茸,兼补益之品。惜乎价昂,似难售世。今主人之诚心,取价从廉。庶几与公同好。服之益肾气之虚乏,补先天之不足。每晨用淡盐汤任送一丸。久久服之,乌须黑发,返老还童。益寿延年之效,其功难枚举焉。

源自《普济方》卷二一六,人参鹿茸丸。

方药组成:人参,柏子仁,赤石脂,川续断,鹿茸,大当归,白茯苓,酸枣仁,代赭,草薢,干莲肉,山药,天麻仁,桑寄生。

又方:源自《医级》卷八,人参鹿茸丸。

方药组成:人参,鹿茸(酥炙),熟地,当归,枸杞,枣仁(炒),茯神,附子,牛膝,远志(姜汁浸,炒),山药,沉香,苁蓉(酒浸)。

又方:见载于《北京市中药成方选集》,参茸卫生丸。

方药组成:人参(去芦),鹿茸(去毛),巴戟天(炙),党参(去芦),山药,桑寄生,白芍,莲子肉,锁阳,苍术(炒),乳香

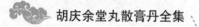

(炙),黑附子,川牛膝,熟地,酸枣仁(炒),甘草,香附(炙),杜仲(炒),何首乌(炙),麦冬,牡蛎(煅),枸杞子,龙骨(煅),肉桂(去粗皮),远志(炙),覆盆子,补骨脂(盐水炒),茯苓,于术,没药(炙),桂圆肉,琥珀,黄芪,砂仁,山茱萸,当归,红枣(去核),肉苁蓉,续断,沉香,橘皮,生地,木香,白术(炒)。

胡氏彭祖益寿续嗣灵丹

此丹治男妇一切劳损诸疾。男子常服,助元阳,壮筋骨,添精补髓,行走如飞;女人常服,能通二十四道血脉,育子延年。乌须黑发,返老还童。功效之神,难以尽述。每服三钱,淡盐汤送。

脾胃泄泻门

补阳四君丸 …………… 54

益气六君丸 …………… 54

香砂六君丸 …………… 54

金水六君丸 …………… 55

济生四神丸 …………… 55

东垣和中丸 …………… 56

香砂平胃丸 …………… 56

香砂枳术丸 …………… 56

参术健脾丸 …………… 57

丁豆养脾丸 …………… 57

治湿平胃丸 …………… 58

治浊固本丸 …………… 58

金匮备急丸 …………… 59

健脾资生丸 …………… 59

神效虎肚丸 …………… 60

仲景吴茱萸丸 ………… 60

脾约麻仁丸 …………… 61

真指香连丸 …………… 61

七味豆蔻丸 …………… 62

橘半枳术丸 …………… 62

无比山药丸 …………… 63

止痛良附丸 …………… 63

丁香烂饭丸 …………… 64

沉香至珍丸 …………… 64

参苓白术散 …………… 64

黑地黄丸 ……………… 65

虔制霞天曲 …………… 65

寿脾煎丸 ……………… 66

白雪糕 ………………… 66

大温中丸 ……………… 67

八珍糕 ………………… 67

补阳四君丸

中气衰者,邪气夺而中之,元阳所以不振也。乃虚弱者肌瘦面黄,皮聚毛落,则脾为之衰,肺为之损,而饮食不思矣。是丸能健脾益肺,邪去而元神复,所谓四美而元阳补矣。每用开水送服三钱。

源自《洪氏集验方》卷五,四君子丸。

方药组成:缩砂仁,乌梅肉(焙干称),陈橘皮(去瓤,取仁),诃子(纸裹煨,去核,取皮用)。

益气六君丸

脾胃所以营卫也,卫气冲则脾胃和,食旨是以甘焉。今制此丸,专治阳虚气弱,饮食无味,痰喘腹胀,大便溏泄等症。服之而益气助胃,有益于人世者不少。每开水送服三四钱。

源自《医学六要·治法汇》卷一,益气健脾丸。

方药组成:人参,白术,陈皮,炙甘草,枳实,白茯苓。

香砂六君丸

中焦自胃管至脐,所以贯通上下焦,为真元一气所流行也。乃胃不和者,邪气阻之而湿滞焉,则胸中满闷,食难运化,呕恶腹疼,肠鸣泄泻。此丸能破滞气,化停食,宽心胸,和脾胃。中焦运而三焦皆通。空心每滚汤送服三钱。

源自《重订通俗伤寒论》。

方药组成:党参,于术,茯苓,制香附,姜半夏,广皮,炙甘草,春砂仁。

金水六君丸

肺属辛主散,肾属盐主奕。金水两亏,则气血不足,而风邪即从此入矣。或咳嗽痰喘,诸虚百损。年迈之人,多患此症。是丸能祛痰补气。回阳益胃之妙方也。每服四钱,或姜汤淡盐汤任送。

源自《饲鹤亭集方》。

方药组成:党参,熟地,天冬,白术,茯苓,甘草,陈皮,半夏。

济生四神丸

命火衰不能生脾土,故五更寅卯之交,或梦遗,或泄泻,因阳虚不能键闭。又或时而泄泻,似痢非痢,子夜必作;或腰膝酸痛,四肢厥冷,肾虚脾坏,阳气所以不振也。久服是丸,宜淡盐汤或米饮汤送服二钱。此丸能补相火,以通君火,火盛乃能生土,故有百脉回春之妙。

源自《杨氏家藏方》卷七,四神丸。

方药组成:附子(炮,去皮脐),肉豆蔻(面裹煨香),诃子(煨,去核),干姜(炮)。

又方:《赤水玄珠》卷八引东坡方,四神丸。

方药组成:肉豆蔻(生),破故纸(炒),木香,茴香(炒)。

东垣和中丸

气分亏则中易郁积。乃人身体薄弱，或气逆痰呕，湿滞便泻，或红白痢下，呃逆腕痛等症旋至矣。是丸能开郁结，调中藏，顺气和胃，则三焦无不通利。每服二三钱，淡盐汤开水任送。

源自《东垣试效方》卷一，和中丸。

方药组成：干姜，干生木瓜，炙甘草，陈皮，人参，白术，益智仁。

香砂平胃丸

凡人内伤油麦、生冷诸物者，风寒暑湿，易感冒也。然后邪满于中，痰饮痞膈，食积腹胀诸病蜂起矣。李东垣曰：人之所最重者脾胃。有胃气者生，无胃气者死。此论信然。今制是丸，则能和胃益脾，消食化痰。无论不服水土，山岚瘴气，皆可服之。每开水送服三四钱。

源自《保命歌括》卷二十一。

方药组成：苍术(米泔浸，炒)，厚朴(酒炒)，陈皮，甘草，香附子(盐水浸透)，神曲(炒)，砂仁。

香砂枳术丸

脾胃以和为主。凡宿食不化者，胸必胀满，湿滞中焦，呕恶痰生，腹痛泄泻等症。是丸能破滞气，消宿食，散湿痰，强饮食。用此丸则在食远、临睡时，用开水送服三钱。

源自《景岳全书》卷五十四。

方药组成：木香，砂仁，枳实（麸炒），白术（米泔浸，炒）。

参术健脾丸

脾下胃上，血脉循环，无有休息。夫人自不养其身，以致湿热外感，郁结中伤，成痞成膈，诸病百出。本堂秘制是丸，能健脾养胃，益气和中，凡大病初愈者，亦可服此。每用米饮汤送服二三钱。

源自《回春》卷三。

方药组成：苍术（盐水浸，米泔浸，醋浸，葱白炒），人参，白术（去芦），白茯苓（去皮），干山药（炒），破故纸（酒炒），枸杞子（去硬），菟丝子（酒制，焙），莲肉（去心），川楝子（取肉），五味子，川牛膝（去芦），川椒（去目，炒），小茴香（盐炒），陈皮，木香（不见火），远志（甘草水泡，去心）。

又方：源自《成方便读》卷三引东垣方。

方药组成：人参，陈皮，白术（土炒），麦芽（炒），山楂，枳实。

丁豆养脾丸

世人多患脾胃虚寒之症，或老或幼，总不离乎湿者近是。乃饮食不节以致内停，甚至吐呕泄泻，身体畏冷，胸闷虚饱，胀膈不下，便溏嗳气。此丸加丁豆，以养其脾胃，而百病化矣。每用开水送服三四钱。

源自《圣济总录》卷四十四，大养脾丸。亦名：养脾丸

方药组成：白术，荜茇，红豆（去皮），胡椒，桂（去粗皮），

白茯苓(去黑皮),附子(炮裂,去皮脐),陈橘皮(汤浸,去白,焙),诃黎勒(炮,去核),厚朴(去粗皮,生姜汁炙透),干姜(炮)二两,陈曲(炒),大麦蘖(炒);外加丁香、豆蔻。

又方:源自《杨氏家藏方》卷六,大养脾丸。

方药组成:人参(去芦头),白术,附子(炮,去皮脐),荜茇,红豆,胡椒,诃子(煨,去核),缩砂仁,白豆蔻仁,肉豆蔻(面裹煨熟),白茯苓(去皮),丁香,干姜(炮),肉桂(去粗皮),厚朴(去皮,姜制),甘草(炙)。

治湿平胃丸

脾者卑也,胃者汇也。凡清浊之气,汇聚于此;而卑入幽门,令湿淫于内,积滞不化,以致痰膈呕泻,及岚瘴皆停积于中而病生焉。是丸能除湿驱邪,利气补中,效斯应矣。用三钱开水服。

源自《圣济总录》卷四十五,《御药院方》卷四同,平胃丸。

方药组成:半夏曲(焙),肉豆蔻(去皮),槟榔(锉),青橘皮(汤浸,去白,焙),沉香,木香,丁香,麝香(研)。

又方:见载于《全国中药成药处方集》(杭州方),治湿平胃丸。

方药组成:川厚朴(姜汁制),广陈皮,茅山术(米泔水浸,炒),炙甘草。

治浊固本丸

精浊多由湿热与痰,其病在脾胃湿热所乘。若脾胃受伤,湿热内郁,使中气淆而不清,则所输皆浊气。邪火扰动,心不得安,故令遗滑。则思想无穷,入房太甚者,多有此疾。是丸泻心肾之火,以散留滞之气,利湿除痰,和中补土。所以肾自固而脾自强也。每用开水送服三钱。

源自《医学正传》卷六引东垣方。

方药组成:莲花须,黄连(炒),白茯苓,砂仁,益智,半夏(汤泡七次,去皮脐),黄柏(炒),甘草(炙),猪苓。

金匮备急丸

大凡暑湿太过,八脉俱闭。仲景制此备急丸,以拯救世人。食停湿滞,冷热不调,腹胀气结,疼痛欲绝;及中恶客忤,猝暴、口禁等,服此最效。但此三味峻厉之药,非急莫施,故曰备急。每温水送服一钱。气实者倍服,孕妇忌服。

源自《金匮要略·杂疗方》,三物备急丸。亦名:备急丸、抵圣备急丸、巴豆三味丸、追魂丹、备急三物丸、返魂丹、独行丸、备急大黄丸、备急丹、大黄备急丸、三圣丹、三仙串。

方药组成:大黄,干姜,巴豆(去皮心,熬,外研如脂)。

健脾资生丸

发荣滋长,人身之乐。乃男子中亏宜养之,胃虚宜调之,湿滞宜通利之,便溏食积宜清化之。又妇人妊娠,呕吐胃不和,胎滑血不足,小儿内热便溏,不思饮食,呕吐痰迷等症。皆以健脾为主,而资生之道得矣。每服三钱,开水送下。忌生冷食。

源自《先醒斋医学广笔记》卷二,保胎资生丸。亦名:资生丸、人参资生丸。

方药组成：人参（人乳浸，饭上蒸，烘干），白术，白茯苓（细末，水澄蒸，晒干，加人乳再蒸，晒干），广陈皮（去白，略蒸），山楂肉（蒸），甘草（去皮，蜜炙），怀山药（切片，炒），川黄连（如法炒七次），薏苡仁（炒三次），白扁豆（炒），白豆蔻仁（不可见火），藿香叶（不见火），莲肉（去心，炒），泽泻（切片，炒），桔梗（米泔浸，去芦，蒸），芡实粉（炒黄），麦芽（炒，研磨取净面）。

附注：资生丸（原书同卷），人参资生丸（《医宗金鉴》卷四十）。

又方：见载于《全国中药成药处方集》（杭州方），健脾资生丸。

方药组成：潞党参，炒白扁豆，豆蔻仁，川黄连（姜汁炒），炒冬术，莲子肉，六神曲，白茯苓，广橘红，山楂肉（蒸），炙甘草，芡实，广藿香，炒麦芽，怀山药，春砂仁，桔梗，炒薏仁米。

神效虎肚丸

正气衰则相火旺。脾胃每有难调之势。乃或反胃吐食，噎嗝时形，则腹胀泛痰；而中气虚劳，甚或内风上冲，大伤脏腑。此丸能扶正气，和脾胃，神效异常。壮岁每服五分，幼年三分，姜汤送服。

源自《重订通俗伤寒论》。

方药组成：虎肚，川朴片，大戟，杜酥。

仲景吴茱萸丸

肝气上逆，腹痛下痢，悉由阳明寒呕，厥阴头痛也。理宜补土散寒,以调脏腑。是丸能散寒温胃,而诸病自消矣。空心每用米饮汤送服二钱。

源自《圣济总录》卷四十五,吴茱萸丸。

方药组成:吴茱萸(汤浸七遍,炒),桂(去粗皮),陈橘皮(汤浸,去白,焙),槟榔(锉)。

又方:源自《圣济总录》(人卫本)卷四十六,吴茱萸丸。

方药组成:吴茱萸(汤洗,焙干炒),附子(炮裂,去皮脐),桂(去粗皮),荜拨,厚朴(去粗皮,生姜汁炙),干姜(炮),荜澄茄,胡椒(炒)。

附注:《圣济总录》(文瑞楼本)作"茱萸丸"。

脾约麻仁丸

张仲景先生伤寒论,言之最详。表里洞识,宜世人称为医祖。今所制麻仁丸,其专为润脾。世有脏腑不和,津液偏渗于膀胱,遂致大便秘结,小便赤热,以及老年阴亏之症,最宜服之。每服二三钱,滚汤送下。一日三次,渐加以和为度。

源自《伤寒论》,麻子仁丸。亦名:麻仁丸、脾约麻仁丸、脾约丸、麻仁脾约丸、麻仁滋脾丸。

方药组成:麻子仁,芍药,枳实(炙),大黄(去皮),厚朴(炙,去皮),杏仁(去皮尖,熬,另作脂)。

直指香连丸

凡湿秽下痢之症,每因留饮癖食,积而湿热,以致赤白相流,脓血相杂,则脾日久而日衰。此丸能治痢化食,去湿健脾,则秘者开,郁者舒矣。空心每服一二钱,或米饮汤、竹叶汤任送。

源自《杏苑》卷四,导滞香连丸。

方药组成:木香(生),黄连(生),白术(焙),茯苓,巴豆(研细,去油取霜)。

七味豆蔻丸

积滞多则邪生,滞注于下则成痢。乃久痢不止者,阴分必虚。然积滞虽已通,而虚邪未除,此为久痢阴虚之症。又有小儿痘后,虚寒腹泻。是丸俱可服之。每用滚汤送服二三钱。则虚者实矣,其神效如是。

源自《育婴家秘》卷三。

方药组成:肉豆蔻(面裹煨),木香,砂仁,白龙骨,诃子肉,赤石脂,枯矾。

橘半枳术丸

脾土湿则中虚,中虚则脏腑不能运行,而痰饮生焉,呕吐起焉,即痞满而食少思焉。此丸能补脾虚,使气足而痞乃化,痰亦因之而自消也。每用开水送服三钱。

源自《活人方》卷二。

方药组成:白术,枳实,前胡,广橘红,半夏,神曲,麦芽粉,陈黄米(炒)。

又方:源自《医学入门》卷八。

方药组成:橘皮,半夏,枳实,白术。

无比山药丸

气血足而营卫有资,脾胃所以不弱也。凡形瘦体弱者,饮食无味,腰酸膝软,神疲志颓,由脾胃虚损所致。是丸能培元气,滋肾水,健脾土,益胃口。灵验无比,洵不谬也。每用开水送服三钱。

源自《备急千金要方》卷十九,无比薯蓣丸。亦名:无比山药丸、山芋丸、苁蓉丸、山药丸、万安丸。

方药组成:薯蓣,苁蓉,五味子,菟丝子,杜仲,牛膝,泽泻,干地黄,山茱萸,茯神(一作茯苓),巴戟天,赤石脂。

附注:无比山药丸(《太平惠民和剂局方》卷五),山芋丸(《圣济总录》卷五十二),苁蓉丸(《圣济总录》卷八十九),山药丸(《仁斋直指方论》卷十),万安丸(《御药院方》卷六)。

止痛良附丸

心与胃相为表里,其痛亦相连。乃停食积滞者,胀痛亦连胸腹,或止而复痛,或痛无已时,此寒热食积所致也。今制是丸,以良姜、香附为主,是止痛之妙剂也。每用米饮汤送服三钱。

源自《良方集腋》卷上,良附丸。亦名:止痛良附丸。

方药组成:高良姜(酒洗七次,焙研)、香附子(醋洗七次,焙研)。

附注:止痛良附丸(《饲鹤亭集方》)。

丁香烂饭丸

胃者,水谷气血之海也。凡人能节饮食,是养生第一法。自人贪婪之心生,无论生冷辄食之,油腥辄食之,以致停积不化,胃脘中伤,则脾胃至于虚弱,而百体疼痛。是丸能通气消寒,其效甚神。每开水送服二钱。

源自《饲鹤亭集方》。

方药组成:丁香,木香,香附,益智,青皮,三棱,蓬茂,甘草。

沉香至珍丸

不贪为宝,古人养身之法也。无论食息起居,寒暖之际,大都失之一贪耳。今或内伤热暑,外受风寒,则必遍身发热,皮毛寒耸。此丸服之,斯寒气运而病自化矣。每服一钱,姜汤送之。

源自《墨宝斋集验方》卷上。

方药组成:沉香(锉末,另研),巴豆霜(纸捶),陈皮(洗),青皮(醋炒),莪术(醋炒,焙干),广木香,乌梅肉(火焙干),黄连,槟榔,丁香(俱为细末)。

附注:方中乌梅肉,《重订通俗伤寒论》作"乌药"。

参苓白术散

凡气虚下陷,滑泻不止者,悉由便不键闭,以致久泻久痢,呕血呆食。此脾胃虚弱,所以有虚胀下泻之症也。是丸能利气强脾,上下焦通,而百体受益矣。其效如神。每服三钱,或姜枣汤、米饮汤任送。

源自《太平惠民和剂局方》卷三(绍兴续添方)。亦名:白术调元散、参术饮、白术散。

方药组成:莲子肉(去皮),薏苡仁,缩砂仁,桔梗(炒令深黄色),白扁豆(姜汁浸,去皮,微炒),白茯苓,人参(去芦),甘草(炒),白术,山药。

附注:白术调元散(《痘疹全集》卷十三),参术饮(《张氏医通》卷十六),白术散(《全国中药成药处方集》)。本方改为丸剂,名"参苓白术丸"(见《医林绳墨大全》;改为膏剂,名"参苓白术膏",见《杂病源流犀烛》)。

黑地黄丸

资始于肾,资生于胃,气血藉之以立基。故曰:先天之根在于肾,后天之根在于脾也。自人嗜欲过度,则脾肾虚矣。脾肾虚,则必腰膝酸痛,肠红痔坠,理宜先补脾肾为主也。是丸补肾益脾,而气行血随,功效见矣。每服米饮送下四钱。

源自《保命集》卷下。亦名:地黄丸。
方药组成:苍术(泔浸),熟地黄,川姜冬。
附注:地黄丸(《活法机要》)。

虔制霞天曲

夫人之饮食,精气藏于胃,贯于脾。营卫滋生,以养脏腑者也。世之脾胃虚弱者,食不化则积,气不运则滞,积滞则成疾,而上下焦不通。本堂主人,普济婆心,谅所共鉴。其虔诚秘制此曲,则必逢五星联璧之期,众仙炼丹之日,供斋祈祷,默咒慈悲,愿天施长春不老之丹,布再造回生之药,尽入于曲中。使服此曲者,健脾和胃,而元气固矣。岂仅充乎四体已耶。先自试之,功效洵不虚也。

源自《丸散膏丹集成》,霞天曲。
方药组成:霞天膏,川贝母。
附注:胡庆余堂秘制。

寿脾煎丸

中气充足寿元长,脾胃调和无伤戕。童颜白发,气旺脾强,是其证也。今有大便脱血,神昏不振,以致中脏亏陷,妇人赤白带下,则脾胃冷实不消矣。是丸能荡其积,祛其寒,以保其血气。疗病之妙,不一端也。每用开水送服三四钱。

源自《景岳全书》卷五十一,寿脾煎。亦名:摄营煎、寿脾汤、参姜寿脾煎。
方药组成:白术,当归,山药,炙甘草,枣仁,远志(制),干姜(炮),莲肉(去心,炒),人参。
附注:摄营煎(原书同卷),寿脾汤(《会约》卷十一),参姜寿脾煎(《顾氏医径》卷四)。

白雪糕

元气实则不虚,脾胃强则不弱。神志安定,则无昏昧之病。乃人多患虚弱昏昧,悉由平日不养故也。今特制是糕,能补元健脾,益精养血,则津液生矣,神志清矣。随意饥时服之,其效如神。

源自《古今医鉴》卷四引单孟齐方。

方药组成:大米,糯米,山药,芡实,莲肉(去皮心)。

附注:方中糯米,《回春》作"粳米"。《证治汇补》作"白茯苓"。

大温中丸

盖人之身以阳气为主。是以气血流行则生,滞积则病。今有湿热伏于中,膨胀满于中,水腹臌胖,饮食少思,则脾经先不利矣。是丸用辛温以散其中,则和中调中,而温和之气自行,是谓大温中丸。瘦人每米饮汤送,肥人白术汤送。每服二三钱。

源自《重订通俗伤寒论》。

方药组成:制苍术,炒山楂,川朴,广皮,青皮,云苓,炒白术,醋炒针砂,生甘草梢。

附注:《饲鹤亭集方》本方用法:炼蜜为丸,瘦人米饮送下,肥人白术汤送下。

八珍糕

大凡阳盛生热者,法当清凉,亦一定之理也。若胃虚脾弱,大便溏泄,胸腹闷胀;又小儿乳食不充,肌肤黄瘦,皆由气血两亏,当以八珍糕补之。则元气可培养,营卫可调和,诚养生之妙法也。饥则食之可矣。

源自《饲鹤亭集方》。

方药组成:白茯苓,怀山药,生米仁,白扁豆,建莲,芡实,使君子,砂仁,糯米,白米(一方有五谷虫)。

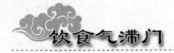

饮食气滞门

沉香化气丸 …………… 69

枳实导滞丸 …………… 69

木香顺气丸 …………… 70

消食化痰丸 …………… 70

消痞阿魏丸 …………… 70

沉香化滞丸 …………… 71

葛花解醒丸 …………… 71

中满分消丸 …………… 72

茱连左金丸 …………… 73

禹余粮石丸(一名大针

　砂丸) …………… 73

固阳天真丸 …………… 74

驻颜天真丸 …………… 74

仲景十枣丸 …………… 75

仲景真武丸 …………… 75

仲景安蛔丸(一名乌梅

　安胃丸) …………… 76

丹溪越鞠丸 …………… 76

大黄䗪虫丸 …………… 77

丹溪小温中丸 …………… 77

消食保和丸 …………… 78

神仙不醉丹 …………… 78

导气丸 …………… 78

舒肝乌龙丸 …………… 79

戊己丸 …………… 79

遇仙丹 …………… 80

定痛五香散 …………… 80

二味枳术丸 …………… 81

消痞狗皮膏 …………… 81

木香槟榔丸 …………… 82

胡氏秘制益欢散 …………… 82

胡氏秘制镇坎散 …………… 82

王氏神效舒肝膏 …………… 83

神效平安丸 …………… 83

沉香化气丸

宗气积于中脏,出于喉,贯于心,而行呼吸,故曰:人以气为主也。自人中脘积滞,则气不宣通。以致腹闷肋痛,吐酸嗳滞,面目浮肿,喘促伤神。是丸能升清气,降浊气,宽利二便之气,而气无不化矣。临卧姜汤送服三钱。能常服之,真奇效也。

源自《活人方》卷二。

方药组成:三棱,蓬术,大茴香,黑丑,白丑,陈皮,桑皮,青皮,枳壳,木通,萝卜子。

枳实导滞丸

人生饮食不节,为害可胜道哉。今不知调摄者,无论生熟辄食之,无论寒热辄食之,乃湿热一生。轻则泄泻,重则肿胀,脘腹不化,疼痛作焉,是非导其滞不可。此丸荡热祛积,消食利湿,补土固中,功正大也。每用开水送服三钱。

源自《内外伤辨》卷下,枳实导滞丸。亦名:枳术导滞丸、导气枳实丸。

方药组成:大黄,枳实(麸炒、去瓤),神曲(炒),茯苓(去皮),黄芩(去腐),黄连(拣净),白术,泽泻。

附注:枳术导滞丸(《脾胃论》);导气枳实丸(《医学入门》卷八);本方加木香、槟榔,名"木香导滞丸"(见《医学正传》卷二);《金匮翼》引作"导滞丸"。

木香顺气丸

三焦者,人身三元之气也。总领脏腑营卫,经络内外,左右上下。若三焦不通,则郁而不舒,逆而不顺矣。乃有食积则气阻,腹胀则气滞,痞闷则气停,甚至呕吐疼痛,百病旋集。此丸加以木香,运气药也。服之则食与郁消,痞与胀散,而气顺矣。每用开水送服三钱。

源自《饲鹤亭集方》。

方药组成:木香,苍术,川朴,青皮,草蔻,益智仁,当归,茯苓,陈皮,半夏,升麻,柴胡,干姜,吴萸,泽泻。

消食化痰丸

食因过多而积,痰由寒湿而生。乃始而停滞不化,以致湿热相蒸,痰涎壅塞,气不流行。此丸能开胃气,破滞气,平热气。食消而痰不生,气顺而喘自止。所谓消食化痰者即此也。夫每用滚汤送服三四钱。

源自《景岳全书》卷五十四,消食丸。

方药组成:山楂,神曲(炒),麦芽(炒),萝卜子,青皮,陈皮,香附,阿魏(醋浸,另研)。

消痞阿魏丸

从来痞满无痛块,癥瘕积聚皆有块。则凡食积痰血,俱同类也。此乃消痞之奇方,并治一切荣卫失序,脾不运化。亦必须量人虚实治之。实者每服二钱,过虚者忌服。服后必常食核桃肉,则痞结溃散,功效见矣。

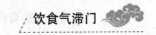

源自《重订通俗伤寒论》。

方药组成:阿魏,川连,制南星,姜半夏,瓜蒌仁,白芥子,连翘,神曲,川贝,麦芽,山楂,莱菔子,风化消,食盐,胡连。

又方:见载于《全国中药成方处方集》。

方药组成:醋浸阿魏,胡黄连,黄连,莱菔子,焦山楂,焦六曲,炒麦芽,瓜蒌仁,漂半夏,制南星,象贝,连翘,风化硝,石碱,生姜。

沉香化滞丸

大凡脾胃不和者,皆气为之也。气塞则不通,不通则不化。乃或食后动怒,以致停积;或作事生怒,以致胸闷;而后腹痛痞胀,脾胃弱而肝气上腾,食不下咽矣。此丸能化之通之,积者行而滞者运。每用滚汤送服三钱。

源自《重订通俗伤寒论》。

方药组成:沉香,山楂肉,川锦纹,川朴,枳实,槟榔,条芩,陈皮,半夏曲,生晒术,广木香,杜藿香,春砂仁。

又方:源自《扶寿精方》。

方药组成:沉香,蓬术,香附,陈皮,甘草,木香,砂仁,藿香,麦芽(炒),神曲。

附注:甘草以下六味剂量原缺,据《回春》补。

葛花解酲丸

酒能养性则有益,酒能乱性则有损。凡合欢之时,中脏无主,必至尽量而饮,不思过饮伤人,甚至骂詈倒地,过候则忘,后则如常无忌,不知损伤心神矣。久而呕吐便泻,满腹湿痰,晨昏无间,岂徒胸痞手麻之常作而巳哉。是丸解积醒,固中气,能引湿热从二便出,真妙方也。好茶送服二钱,盖暖则气行,而宿酒消矣。

源自《普济方》卷一七二引《德生堂方》,葛花解醒汤。

组成:葛花,白豆蔻,砂仁,木香,神曲,干葛,陈皮,白术,青皮,白茯苓,泽泻,猪苓,人参,甘草。

又方:见载于《北京市中药成方选集》,葛花解醒丸。

方药组成:青皮(炒),茯苓,木香,神曲(炒),黄连,人参(去芦),橘皮,白术(炒),泽泻,猪苓,豆蔻仁,葛花。

中满分消丸

世之名蛊胀者,有四种焉。鼓胀、气胀、水胀、热胀,悉由食积房劳,内伤外感,总不外七情六欲之症。李东垣先生,临症遍环区,凡遇一症,辨之必明,手定是丸,专为蛊胀,服之无不见效如神。早晚用灯草汤,送服二钱。面盐之食忌服。

源自《兰室秘藏》卷上。

方药组成:白术,人参,炙甘草,猪苓(去黑皮),姜黄,白茯苓(去皮),干生姜,砂仁,泽泻,橘皮,知母(炒),黄芩(去腐,炒,夏用),黄连(净,炒),半夏(汤洗七次),枳实(炒),厚朴(姜制)。

又方:源自《张氏医通》卷十三。

方药组成:厚朴,半夏,黄连(三味俱姜汁炒),黄芩,枳实,白术(三味同拌湿、炒焦),干生姜,茯苓,猪苓,泽泻,人参,甘草(炙)。

茱连左金丸

胁乃肝位,肝动则痛,肝伤亦痛,皆郁结愤怒所致也。渐而腕疼心痛,腰腹牵挛,肝火旺盛,或作或止,倏瘥倏痛。以此治之,最为灵验。每服一钱,甚则倍服。滚汤下之。凡呕吐吞酸,淋闭泄泻,或噤口痢不受药者,皆可服之。

源自《集验良方》卷三,加味左金丸。

方药组成:黄连(姜汁炒),吴萸(汤泡),青皮(醋炒),木香,槟榔,川芎。

又方:见载于《北京市中药成方选集》,加味左金丸。

方药组成:黄连(姜炙),吴茱萸(炙),柴胡,青皮(炒),黄郁金,香附(炙),白芍。

禹余粮石丸(一名大针砂丸)

歌曰:水肿鼓胀其原一,皆是脾虚不运克。此症大约木旺土虚,不胜水故也。乃脚膝浮肿,上气喘急,小便不利。此丸不但治水气之妙药也,即三十六种肿病皆可治之。每服温酒或开水,任服三钱。

源自《三因极一病证方论》卷十四,禹余粮丸。亦名:神仙万金丸、神授万金丹、万金丹、针砂丸、蛇含石丸。

方药组成:蛇黄(以新铁铫盛入,炭火中烧蛇黄与铫子一般通赤,用钳取铫子出,便倾蛇黄入酽醋二升中,候冷,取出研极细则止,即含石),禹余粮,真针砂(先以水淘净,控干,更以铫子炒干,入禹余粮一处,用米醋,就铫内煮醋干为度,却用铫并药入炭火中,烧通赤,倾药净,砖地上候冷,研无声

即止）

以三物为主,其次量人虚实,入下项药:羌活,木香(煨),茯苓,川芎,牛膝(酒浸),白豆蔻(炮),土茴香(炒),蓬术(炮),桂心,干姜(炮),青皮(去瓤),京三棱(炮),白蒺藜,附子(炮),当归(酒浸一宿)。

附注:神仙万金丸(《是斋百一选方》卷十二),神授万金丹(《医方类聚》卷一二七引《淡寮集验方》),万金丹(《世医得效方》卷九),针砂丸、蛇含石丸(《兰台轨范》卷五)。

固阳天真丸

阳元虚弱者,加以房事过损,腠理久疏,胃气久薄,肢体羸瘦,津液枯涸,腿囊虚肿,腹脐冷痛,是谓阳虚湿生之症。此丸治之,则气益血补,胃开津生,而天真复元阳固矣。空心每用温酒送服三钱。

源自《良方集腋》卷上,天真丸。

方药组成:肉苁蓉(酒洗、去鳞甲及肉中白筋,净),甘枸杞(酒蒸合研),独活(酒蒸),沉香(要将军帽油结者佳,忌火),芡实(炒,研),巴戟(去硬心,酒蒸),朱砂(镜面者佳),母丁香,菟丝饼,阳起石(煅红,盐水淬七次),锁阳(酒蒸,焙,研,红者佳),知母(去毛,忌铁,酒蒸,焙,研末合之),麝香(真当门子佳)。

驻颜天真丸

凡人一身,外而形容丰满,内而脾胃壮健,津液所以不竭也。乃阳虚而湿渐生,腹冷澼寒,甚至腿肿如斗,囊肿如瓜,肌肤枯槁,憔悴极甚,又有亡血妄行者,非服此丸不可。久久服之,童颜黑发,驻景天年,效斯应也。每用温酒送服三钱。

源自《御药院方》卷六,天真丸。亦名:太真丸。

方药组成:羊肉(精者为妙,先去筋膜,并去脂皮,批开入药末),人参,肉苁蓉,当归(洗净,去芦),湿山药(去皮),天门冬(焙软,去心,切),黄芪,白术。

功效:久服令人面色红润,补气,生血并津液,润燥通便,暖胃驻颜。

各家论述:《古方选注》:形不足者补之以气,精不足者补之以味,养形补精以全神,故名天真。人参、黄芪、白术养其形也,当归、羊肉、山药补其精也,肉苁蓉暖肾中之阳,引精气以归根,天门冬保肺之阴,致高原于清肃。尝按古方温燥药中必复滋阴保肺,亦恐未得补阳之功,先伤肺经阴气尔。

附注:太真丸(《丹溪心法附余》卷十九)。

仲景十枣丸

经曰:肾者胃之关也。关闭则水积,胃病而关自闭矣。今停饮作痛,邪热内蓄,甚至胁下水声,心下痞鞕,气短空呕,皆胃闭喘呕,水饮作痛之症也。每服一钱,米饮汤下之。效甚神矣。

源自《丹溪心法》卷三,十枣丸。

方药组成:甘遂,大戟,芫花。

仲景真武丸

少阴腹痛,其原由脾肾虚弱所致。以致中有水气,故心悸头眩;汗多亡阳,肉𥆧筋惕;渐而四肢沉重,咳呕便闭。仲景手制此丸,补土利水,疗悸眩,定𥆧惕,引火归源之意也。每用开水,送服三四钱。

源自《饲鹤亭集方》,真武丸。

方药组成:附子,冬术,白芍,茯苓。

仲景安蛔丸(一名乌梅安胃丸)

大凡厥阴之症,始于足大指上,直至小腹,循胁上口唇。其脉必沉,甚至舌卷囊缩,四肢厥冷,久痢烦满,蛔厥腹痛,呕吐不止,此厥阴真寒之症也。仲景秘制是丸,真回阳救急之良方也。每用米饮汤送服二三钱。

源自《伤寒论》,乌梅丸。亦名:乌梅丹、乌梅安胃丸、杀虫乌梅丸、安胃丸。

方药组成:乌梅,细辛,干姜,黄连,当归,附子(炮,去皮),蜀椒(出汗),桂枝(去皮),人参,黄柏。

附注:乌梅丹(《普济方》卷三九九引《医方妙选》),乌梅安胃丸(《饲鹤亭集方》),杀虫乌梅丸(《全国中药成药处方集》兰州方),安胃丸(《全国中药成药处方集》杭州方)。

丹溪越鞠丸

人之一身,有湿有火,有痰有血,有气有食,是谓六郁。无以开导之,则饮食不化,胸膈痞闷,吐酸呕痰,疮毒等症俱起矣。丹溪因制是丸,开之化之,扶之清之,治之消之,郁者舒而闷者伸矣。每开水送服三钱。

源自《丹溪心法》卷三,越鞠丸。亦名:芎术丸、越曲丸。

方药组成:苍术,香附,抚芎,神曲,栀子。

附注:芎术丸(《丹溪心法》卷三)、越曲丸(《松崖医径》卷下)。

大黄䗪虫丸

无劳无伤,保身之法也。岂古今人不相若,实气运使之然耳。自人五劳七伤之症起,羸瘦少食,或忧食劳伤,或房事劳伤,令人经络营卫积久成伤。是以劳热煎熬,内有干血,故肌肤不润,两目不明也。金匮此丸,能祛瘀生新。酒服五分,每日三服。俾积血除,而虚劳可复矣。

源自《金匮要略·血痹虚劳篇》。

方药组成:熟大黄,䗪虫,土鳖虫(炒),水蛭(制),虻虫(去翅足,炒),蛴螬(炒),干漆(煅),桃仁,苦杏仁(炒),黄芩,地黄,白芍,甘草。

丹溪小温中丸

肝性多动而少静,无以平之则旺。凡中焦郁结,湿热滞焉;或愤闷腹胀,气热肝旺;以致脾胃虚弱,下食不化,口淡无味。每服三钱,白术陈皮汤下。如甚者人参汤下之。服一月大便黑色者佳,至两月而胀消。忌服食盐。

源自《丹溪治法心要》卷三,小温中丸。

方药组成:针砂(醋炒),香附,神曲(炒),白术(炒),半夏(洗),甘草,陈皮(和白),黄连,苦参。

消食保和丸

大和翔洽，保泰持盈。犹心神定，脏腑安，自有和平之气也。今有酒食停积，吐酸腹痛，泄泻嗳气，发热发疟，以及小儿食滞，腹痛脾热，均是内伤而气不和之症。本堂虔制是丸以治之，则消食解酒，下气化痰，而和平可保也。用开水送服三钱。

源自《丹溪心法》卷三，保和丸。

方药组成：山楂，神曲，半夏，茯苓，陈皮，连翘，莱菔子。

附注：《医学正传》引丹溪方有麦蘖面；《证治准绳·类方》引丹溪方有麦芽、黄连。

神仙不醉丹

大凡困于酒食者，胸膈多不快利。自晨至夕，尝在醉乡矣。外而皮肤皆热，内而肝肺不清，甚至时作呕恶，时作痰逆。嗜酒之辈，或皆有之。此丹随身备带，遇饮即嚼一丸，随饮随解。能令终日不醉，再饮再服，并使经年不醉。调中消渴，滋肾降火，岂徒治宿醉未醒巳哉？功效诚神矣。

源自《回春》卷二。

方药组成：白葛花，白茯苓（去皮），小豆花，葛根，木香，天门冬（去心），缩砂仁，牡丹皮，人参（去芦），官桂，枸杞子，陈皮，泽泻，海盐，甘草。

导气丸

寒疝之名有七，总为房劳辛苦而成此症。或小腹下注上奔,心腹急痛;或囊偏大小;或脐傍一梗,升上钓痛。先宜舒筋,以导小肠膀胱之热,从小便下行。此丸为治疝君药。按古制法,灵验异常。每用白滚水送服三四钱。

源自《普济方》卷二四九,木香导气丸。

方药组成:木香,乳香,丁香,八角茴香,川楝子(去核),破故纸,胡芦巴,荆三棱,香附子,甘草,杜仲。

附注:本方改为汤剂,名"木香导气汤"(见载于《中国医学大辞典》)。

舒肝乌龙丸

肝者干也。最能干犯他脏而作怒。怒不快则郁,至郁则气冲上逆,胸肋疼痛,四肢厥冷,久之精遗下带,虚劳成疾。此丸能调其肝则气舒,平其肝则体亦舒;而后饮食进,虚劳补。灵验异常,请尝试之。每服三钱。

源自《摄生众妙方》卷二,乌龙丸。

方药组成:九香虫(半生半熟),车前子(微炒),陈皮,白术,杜仲(酥炙)。

戊己丸

脾属土,居中央,以干支派之曰戊己。凡有肝火郁结,两肋疼痛,胃气不舒,吞酸呕吐;或脾经受湿,食停泻痢者,俱可服。每用开水送服二钱。

源自《普济方》卷二一二。

方药组成:甘草,木香,罂粟壳,乌梅,赤芍药。

附注:本方方名,据剂型,当作"戊己散"。

遇仙丹

人之易于伤风者,或元气虚乏,风乘虚入;或素有郁热,邪风易入。此丹能追邪风,逐积滞;攻痰湿,消肠澼;大有功效。每服二三钱,弱者减服。五更时清茶送下,再饮温茶助之。

源自《朱氏集验方》卷六引陈必胜方。

方药组成:陈皮(去白),良姜,吴茱萸(洗),石菖蒲,半夏(汤泡七次),白姜,五灵脂,胡椒,斑蝥(去翅足,同糯米、巴豆炒),巴豆(去壳,同斑蝥炒)。

又方:源自《古今医统大全》卷七十八。

方药组成:槟榔,牵牛末,大黄,三棱,莪术(醋煮),木香。

定痛五香散

肝风之作也,不但胃脘为之疼痛,即胸腹之痛亦然。南人虚弱之体,固常有之,而妇人为尤甚。此散定痛妙药。每服二钱,黄酒送下。效验立见。

源自《太平圣惠方》卷六十六,五香散。

方药组成:沉香,木香,熏陆香,麝香(细研),丁香,羚羊角屑,连翘,子芩,川升麻,麦门冬(去心),赤芍药,玄参,当归,犀角屑,甘草,地骨皮,川大黄(锉碎,微炒),黄芪(锉)。

又方:见载于《全国中药成药处方集》(杭州方),定痛五香散。

方药组成:广木香,广郁金,延胡素,制香附,水红花子,猪牙皂(炒黑)。

二味枳术丸

消痞除痰,健脾进食,一消一补之法也。王安道①曰:劳倦之伤,宜补益之;饮食之伤,宜消导之。李东垣故制此丸,以白术甘温,补脾胃之元气;枳实苦寒,泄胃中痞闷,化胃中所伤,是先补其虚而后化其伤。则凡有此疾者,急师东垣先生是丸可矣。用开水每服三钱。

源自《丹溪心法附余》卷七,橘连枳术丸。

方药组成:白术(去梗),枳实(去瓤,麸炒),陈皮,黄连(酒浸,炒)。

消痞狗皮膏

凡肝气过甚者,其腹内必有痞血癥瘕之症。胸腹胀闷,积聚成块,宜先和肝通气,然后其疾可消也。须将此膏在滚茶壶上烘热,贴于患处,用暖手揉热,能作寒热,肚痛泻秽,其痞自消。百日内切忌酒色、烦恼、气闷等事。

源自《饲鹤亭集方》。

方药组成:三棱,蓬术,米仁,山栀,秦艽,黄连,大黄,当归,甲片,全蝎,木鳖,巴豆。

---

① 王安道:王履(公元1332年~?),字安道,号畸叟,又号抱独老人,昆山(今属江苏)人,祖籍魏博(今河北境内),元末明初医学家、画家、诗人。学医于朱丹溪门下,尽得朱氏之学。《古今医统》称王安道"学究天人,文章冠世,极深医源,直穷奥妙"。著有《医经溯洄集》《百病钩玄》《医韵统》等,现唯有代表作《医经溯洄集》存世。

木香槟榔丸

夫中气不调,以致胸腹胀闷,实积泻痢,食疟壅痰。是丸能疏通三焦,运气化痰,消食宽中。兼治泄泻痢疾,二便不通等症。每服三钱,姜汤送下。此治积滞之圣药也。

源自《东垣试效方》卷一。

方药组成:木香,槟榔,青皮,陈皮,麦糵面,枳实,白术,厚朴。

胡氏秘制益欢散

专治胸膈气胀,腹满如鼓,气急难卧,两便不利,神瘘肢削,或肚腹单胀。无论新久,服此,灵效如神。每服一钱,用陈酒或米饮汤送下。

源自《古今医鉴》卷六引李桐峰方,金蟾散。亦名:蟾砂散、益欢散、蟾香散。

方药组成:大虾蟆一个,砂仁。

附注:蟾砂散(《绛囊撮要》),益欢散(《全国中药成药处方集》杭州方),蟾香散(《全国中药成药处方集》上海方)。

胡氏秘制镇坎散

专治水臌,腹大异常,硬如鼓急,气逆如喘,两便不通,或面目浮肿。是散药性平和,不独治水有益,且能宽中调气,屡试屡验。每服一钱,用陈酒或米饮汤送下。

见载于《全国中药成药处方集》(杭州方),镇坎散。

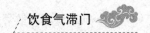

方药组成:大西瓜一只,春砂仁,独子大头蒜。

王氏神效舒肝膏

风乃百病之长,肝为将军之官。此二经易能动气,气不舒则郁,郁则时有所怒,怒甚则气逆上冲,诸风随气升降,以致四肢百骸,无乎不痛。此皆肝气横行所致。治宜节饮食,戒怒气,育阴潜阳,以济其急。本堂觅制是膏,专治肝气,能通十二经络。不拘男妇老幼,四肢厥冷,筋挛抽疼,胸脘胀闷,腰背酸痛。无论远近,将此膏贴入患处,无不立应。每张可贴一月,深则倍之。兼疗儿童幼女诸风,如能常贴脐上,永无肝症之虞。惟孕妇忌贴。或有服药不投者,将此膏贴入,善能平肝理气。功难尽述焉。

源自《慈禧光绪医方选议》,舒肝利肺和脉膏。

方药组成:生香附,独活,麻黄,僵蚕,小青皮,山甲(生),姜(生),郁金,宣木瓜,当归,杭芍(生),抚芎,透骨草,乳没,续断,五加皮。

神效平安丸

此药性平气香,味辛甘热,专治一切男妇,心胃疼痛。其症有九:寒痛、大痛、食痛、气痛、虫痛、血痛、痰痛、郁痛、湿热痛,皆食积生痰之所致也。或内伤七情,素积郁火;外感六欲,胃触寒凉,邪正交击,内外相传。气道闭塞,郁于中焦,遂成其痛。服此药,能快膈宽胸,破滞杀虫,化痰顺气。每服壹丸,其痛立止;多服几丸,病根消除。功效如神,故名平安丸。如寒痛、痰痛、虫痛,用姜汤下;气痛、郁痛、食痛,用陈皮汤

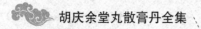

下;火痛、湿热痛,用茶清下;血痛,用艾醋下。冬月用黄酒送下。忌生冷、厚味、气恼。其丸以伽楠香等品配合,宜秘至宝,勿视寻常之丸也。孕妇忌服。

源自《慈禧光绪医方选议》,平安丸。

方药组成:檀香,落水沉,木香,丁香,白蔻仁,肉蔻仁,红蔻,草蔻,陈皮,炙厚朴,苍术(土炒),甘草,神曲,炒麦芽,山楂(炒焦)。

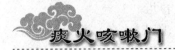

痰火咳嗽门

清气化痰丸 ·············· 85

礞石滚痰丸 ·············· 86

竹沥达痰丸 ·············· 87

导痰小胃丸 ·············· 88

癫痫白金丸 ·············· 88

除痰二陈丸 ·············· 89

痫症镇心丸 ·············· 89

血症十灰丸 ·············· 90

疟疾半贝丸 ·············· 90

加味百花丸 ·············· 91

指迷茯苓丸 ·············· 91

宁嗽丸 ·············· 92

三因控涎丹(一名子
　龙丸) ·············· 92

滋阴顺哮丸 ·············· 92

青州白丸子 ·············· 93

哮病丸 ·············· 93

无价宝丹 ·············· 94

镇邪獭肝丸 ·············· 94

清气化痰丸

阳盛阴虚,则水气凝而为痰。是水湿火热,生痰之本也。故经有曰:气能发火,火能役痰。则知化痰者,必以清气为先。此丸降气清火,治其标也;补阴利水,治其源也。清其气而导之,则痰自化矣。每用茶送下二钱,咳嗽者用梨汤下,胸膈不利者用姜汤下。若油面、生冷、椒酒动火等物,皆宜忌之。

源自《景岳全书》卷五十五引丹溪方。

方药组成:南星(制),半夏(制),黄连,黄芩,瓜蒌仁,杏仁(去皮尖),茯苓,枳实(炒),陈皮,甘草。

又方:源自《丹溪心法附余》卷九。

方药组成:半夏(汤洗七次),陈皮(去白),茯苓(去皮),薄荷叶,荆芥穗,黄芩(酒浸,炒),连翘,栀子仁(炒),桔梗(去芦),甘草(炙)。

附注:《仁斋直指附遗》有苍术、香附子。

礞石滚痰丸

此丸能治实热老痰之峻剂。虚寒者不宜服也,即孕妇亦忌服。故制老痰之方,不涉脾肺而责之胃肾。肾为生痰之原,胃为贮痰之器也。礞石能禀中央之黄色,入通中宫;黄芩能清理胃中无形之气;大黄能荡涤胃中有形之质。然痰虽滑,其善栖泊于肠胃而为巢穴,不肯顺流而下,仍得缘涯而升,故称老痰。所以选金石以佐礞石之燥,可以除其湿之本,可以扫其曲折依伏之处,使浊秽不得腻滞而少留,此滚痰之所由名也。本堂秘制是丸,则必购求上品药材,地道极正,按古法制,至精至佳。用开水姜汤任服二三钱。一举而三善焉,功效是以若神也。

源自《玉机微义》卷四引《养生主论》,滚痰丸。亦名:沉香滚痰丸、礞石滚痰丸。

方药组成:大黄,黄芩,沉香,青礞石(消煅)。

附注:沉香滚痰丸(《墨宝斋集验方》卷上),礞石滚痰丸(《痘疹金镜录》卷上)。本方原文为:甑里翻身甲挂金,于金头戴草堂深。相逢二八求斤正,消煅青礞倍若沉。十七两中零半两,水丸桐子意常斟。千般怪证如神效,水泻双身却不任。《伤寒大白》有黄柏。

又方:源自《证治准绳·类方》卷二引《养生主论》,滚痰丸。亦名:神秘沉香丸、沉香礞石滚痰丸。

方药组成:大黄(蒸少顷,翻过再蒸少顷,即取出,不可过),黄芩,青礞石(消煅如金色),沉香,百药煎(此用百药煎,乃得之方外秘传,盖此丸得此药,乃能收敛周身顽涎,聚于一处,然后利下,甚有奇功,曰倍若沉者,言五倍子与沉香,非礞倍于沉之谓也)。

附注:神秘沉香丸(原书同卷),沉香礞石滚痰丸(《不居集》下集卷八)。

竹沥达痰丸

此亦治痰之良方也。凡虚火上升者,喘急过盛,昏迷不卧,人事不省,烦闷痴狂,怪痰迷窍,变幻百出,急宜服此。夫关门不开,仍得为老痰之巢穴。沉香为北方之色,能纳气归肾,又能疏通肠胃之滞,则水垢不留而痰之不作,可永保也。每用姜汤送服三钱。

源自《摄生众妙方》卷六。亦名:竹沥运痰丸、竹沥丸。

方药组成:半夏(汤泡洗七次,再用生姜汁浸透,晒干切片,瓦上微火炒熟用之),人参(去芦),白茯苓(去皮),陈皮(去白),甘草(炙),白术(微火炒过),大黄(酒浸透熟,晒干后用),黄芩(酒炒),沉香(用最高者),礞石(捣碎,用焰消一两和匀,放入销银锅内,上用瓦片盖之,用盐泥固济晒干,以炭煅过,如金黄色者可用)。

附注:竹沥运痰丸(《杂病源流犀烛》卷十四),竹沥丸(《医学金针》卷三)。

导痰小胃丸

李时珍曰：痰涎为物，随气升降，无处不到。入心则窍皆迷，无以导之，则愈入而愈难治，岂徒在胸胁肠胃间郁结而已哉？是丸则无论顽痰老痰，导之使出，而痰消矣。空心每用开水一钱送服。

源自《古今医鉴》卷四，导痰小胃丹。亦名：竹沥化痰丸。

方药组成：天南星、半夏（二味用白矾、皂荚、姜汁水煮透熟），陈皮、枳实（二味用白矾、皂荚水泡半日，去白矾，晒干，炒），白术（炒）、苍术（米泔、白矾、皂荚水浸一宿，去黑皮，晒干，炒），桃仁、杏仁（二味同白研、皂荚水泡，去皮尖），红花（酒蒸）、大戟（长流水煮一时，晒干），白芥子（炒）、芫花（醋拌一宿，炒黑），甘遂（面裹煨），黄柏（炒褐色），大黄（酒蒸，纸裹煨，焙干，再以酒炒）。

附注：竹沥化痰丸（《回春》卷二）。

癫痫白金丸

痰之为害甚矣哉。发阳为狂，入阴为癫。凡痴癫、羊头风等症，皆痰迷心窍所致。有妇人疯癫十余年，服至一月余，则心间如有物脱去，再服数十日而愈。制此丸者，以郁金去恶血，白矾化顽痰，能通利心窍，是以神效也。每服二钱，用石菖蒲煎汤，或开水送服亦可。

源自《医方考》卷五引《本事》，白金丸。亦名：郁金丸、郁矾丸、金蝉丸、蔚金丸、矾郁丸、金矾丸、截癫丸、定心化痰丸、白玉化痰丸。

方药组成:白矾,郁金(须四川蝉腹者为真)。

附注:郁金丸(《普济方》卷十八引《海上方》),郁矾丸(《世医得效方》卷八),金蝉丸(《普济方》卷一〇〇),蔚金丸(《古今医统大全》卷四十九),矾郁丸(《医宗金鉴》卷四十一),金矾丸(《仙拈集》卷二),截癫丸(《串雅内编》卷一),定心化痰丸(《外科传薪集》),白玉化痰丸(《全国中药成药处方集》沈阳方)。《普济方》引《海上方》本方用法:以薄荷糊为丸,如梧桐子大,每服六十丸。《外科全生集·新增马氏试验秘方》:以白矾、郁金等分和匀,皂角汁为丸。本方改为散剂,名"郁矾散"(见《医略存真》)。

除痰二陈丸

大凡痰以燥湿为分,饮以表里为别。今专为湿言之。其痰滑而易出,多生于脾,脾实则消之。故专制二陈丸,为化痰之妙药。服之能利气和平,治湿健脾。每用姜汤送服三钱。厚味怒气,时刻㗊①心。

源自《医宗金鉴》卷六十五,化坚二陈丸。

方药组成:陈皮,半夏(制),白僵蚕(炒),白茯苓,甘草(生),川黄连。

痫症镇心丸

痫症之发,猝然者也。仆倒不择地,口角即流涎,叫喊作畜声,皆痰火为之也。或谓胎中受惊,积久触动而发耳。宜

① 㗊:其字义与上下文不甚符合,考虑可能为错字。

先安其神,定其志,故制此丸,名曰痫症镇心。每用滚汤送服一丸。

源自《饲鹤亭集方》。

方药组成:犀角,胆星,珍珠,犀黄,云苓,麦冬,枣仁,远志,黄连,菖蒲,甘草,辰砂。

血症十灰丸

大凡吐衄、崩下,皆是经络散行之血也。常血循经,一定之理。今无分上下,变幻妄行,以致血不循经如是耳。兹制丸以统治之,则血皆归经矣。每用滚汤送服三钱。

源自《济生方》卷六,十灰丸。

方药组成:绵灰,黄绢灰,艾叶灰,马尾灰、藕节灰,莲蓬灰,油发灰,赤松皮灰,棕榈灰,蒲黄灰。

疟疾半贝丸

倪涵初曰:疟之为害,南人患之,北人尤甚。然不治则发无已时。不得其道,则恶邪内伏,正气日虚。此丸不必分阴疟、阳疟、及非时疟,人无老幼,病无久暂,服之皆极神效。每用姜汤送服二钱。

源自《重订通俗伤寒论》,半贝丸。

方药组成:生半夏,生川贝。

又方:见载于《北京市中药成方选集》,疟疾半贝丸。

组成:生半夏,贝母,常山,柴胡,草果,甘草,槟榔。

加味百花丸

壮水之主，以益元阳。凡七情内伤者，酒色无节，以致虚火妄动，午后虚潮，咳嗽喘急，口干声哑，吐痰滞血，脾弱肺痛，百损诸虚等症。凡属于阴虚，皆可服是丸。细嚼一丸滚汤下，切忌房事并助火之物。

源自《医方集解》。

方药组成：百合，款冬花，紫菀，百部，乌梅。

指迷茯苓丸

柯韵伯[1]曰：水入于胃，游溢精气，上输于脾，此自阳入阴也。脾气散精，上归于肺，此地气上升也。若阴阳不和，清浊相干，胃气乱于中，脾气难于升，肺气滞于降，而痰饮随作矣。故中脘留伏，手臂疼痛，及妇人产后发喘，四肢浮肿。昔有人为痰所苦，夜间咳嗽，两手发战，不能举物，服此即愈，效验如神。每用白滚汤送服三钱。

源自《古今医鉴》卷十，加减茯苓丸。

方药组成：陈皮（盐水炒），半夏（用白矾、牙皂、生姜各一两煎汤，浸七日），白茯苓（去皮），风化消，海桐皮（酒洗），片子姜黄，木瓜，薄桂（去皮），甘草（炙），白芍（酒炒），黄芪（盐水炒）。

---

[1] 柯韵伯：即柯琴，字韵伯，号似峰。清代伤寒学家。浙江慈溪人。业儒而兼治医，以方名证、因方类证，著有《内经合璧》，又著《伤寒论注》《伤寒论翼》和《伤寒附翼》三书，合称《伤寒来苏集》。

宁嗽丸

盖肺属金,畏火者也,遇热则嗽。金性刚燥,恶冷者也,遇寒则嗽。若不表散,则邪气留连而不解。此丸温润和平,既无攻击过当之虞,大有启扃驱贼之势,是以投之而嗽宁也。每用滚汤送服三钱。

源自《饲鹤亭集方》。

方药组成:南沙参,桑叶,杏仁,茯苓,川贝,姜夏,前胡,薄荷,苏子,橘红,米仁,炙草。

附注:方中杏仁、姜夏,《重订通俗伤寒论》作"甜杏仁"、"竹沥半夏"。

三因控涎丹(一名子龙丸)

凡肩背腰胁,手臂腿膝,遍身筋骨,牵引环肿者,此痰在胸膈上下。或手足冷痹,气脉不通,皆痰滞经络所致。此丹最为灵验。若服之久,其愈立见。临卧空心姜汤送服一钱。

源自《脚气治法总要》卷下,趁痛丸。亦名:控涎丹、妙应丸、控痰丹、子龙丸、控涎丸。

方药组成:甘遂,白芥子(微炒),大戟。

附注:控涎丹(《三因极一病证方论》卷十三),妙应丸(《保命歌括》卷九),控痰丹(《仁术便览》卷三),子龙丸(《外科全生集》卷四),控涎丸(《中国药典》一部)。

滋阴顺哮丸

哮为痼疾,有与喘相似,其实有不同者,呀呼不已。喘息有音,此表寒而内热秘之,致成斯疾。男妇大小皆有之。以此论之,总不外寒痰所致。此丸调和五脏,定喘补温。久久服之,自能见效。每用开水送服四五钱。

源自《青囊秘传》,哮吼丸。

方药组成:杏仁,马兜铃,蝉衣,桑皮,白果肉,白矾,白信。

青州白丸子

痰之生也,由于风寒湿。其脉必迟、必弦、必紧,此为风痰涌盛之症也。或口眼㖞斜,手足瘫痪,呕吐涎沫,以及小儿惊风,痰壅泄泻,皆可服。每姜汤送服一二钱。瘫痪酒下。小儿服三四分,薄荷汤下。若热痰迷窍者不宜服。

源自《太平惠民和剂局方》卷一。亦名:白丸子、青州白露丸。

方药组成:半夏(生用,白好者,水浸洗过),川乌头(去皮脐,生用),南星(生),白附子(生)。

附注:白丸子(《仁斋直指方论》卷十八),青州白露丸(《全国中药成药处方集》南昌方)。

哮病丸

哮病有五,曰痰哮,风哮,水哮,盐哮,冷哮是也。或时而气喘,时而痰壅。若不早为搜治,则终身不止,恐久而愈难治也。此丸能治一切哮吼之症,以及痰气结胸咳嗽,皆可服之。每用姜汤送服二钱,小儿减半。

见载于《全国中药成药处方集》(杭州方)。

方药组成:生南星,生半夏,生川乌(上三味水漂七日,晒干),生甘草。

无价宝丹

癫者,痴呆之状;狂者,刚暴詈骂,力大踰垣;痫者,忽然作声,眩仆倒地。俱系痰火结聚所致。此丹无论病之久暂,凡一切惊忧恐怖之症,服之最为神效。本堂按古法制,必用先天任水法制之。比之金丹,无二宝也。

源自《金匮要略》卷上,风引汤。亦名:紫石煮散、紫石汤、引风汤、紫石散、癫痫汤。

方药组成:大黄,干姜,龙骨,桂枝,甘草,牡蛎,寒水石,滑石,赤石脂,白石脂,紫石英,石膏。

附注:紫石煮散(《备急千金要方》卷十四),紫石汤(《外台秘要》卷十五引《崔氏方》),引风汤(《御药院方》卷十一),紫石散(《普济方》卷一〇〇),癫痫汤(《普济方》卷三七八)。

镇邪獭肝丸

鬼疰传尸劳瘵,亦五疰之一也。此症使人寒热,沉沉默默,夜梦邪祟,目昏面艳,久则更甚。人众亦不畏惧,男妇皆有之,此阴恶症也。今制此丸,以獭之为物,昼伏夜行,取其肝而制丸,是以能治邪祟也。每服二钱,日进三次立愈。

源自《太平圣惠方》卷三十一,獭肝丸。

方药组成:獭肝(微炙),鬼臼,沙参(去芦头),人参(去芦头),丹参,苦参,天灵盖(涂酥,炙微黄),麝香(研入)。

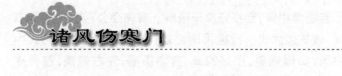

诸风伤寒门

人参回生再造丸 ………… 96

清暑更衣丸 ………… 97

易老天麻丸 ………… 98

万氏清心丸 ………… 98

防风通圣丸 ………… 99

九制稀莶丸 ………… 99

圣济鳖甲丸 ………… 100

金匮鳖甲煎丸 ………… 100

搜风顺气丸 ………… 101

局方牛黄清心丸 ………… 102

虎骨木瓜丸 ………… 103

通幽半硫丸 ………… 104

二圣救苦丹 ………… 104

灵宝如意丹 ………… 104

图经养正丹(一名交

　泰丹) ………… 107

牛黄至宝丹 ………… 108

太乙来复丹 ………… 108

灵应愈风丹 ………… 109

蠲痛活络丹 ………… 109

辰砂寸金丹 ………… 110

局方紫雪丹 ………… 110

避秽辟瘟丹 ………… 111

局方碧雪丹 ………… 112

川芎茶调散 ………… 112

大麻风丸 ………… 113

菊花茶调散 ………… 113

代抵当丸 ………… 114

玉屏风散 ………… 114

换骨丹 ………… 115

逍遥散 ………… 115

万应锭 ………… 116

圣济大活络丹 ………… 116

人参回生再造丸

昔唐室中衰,谁挽狂澜于既倒。有郭令公[①]者,为唐朝节度使,诚栋梁才也。能建再造之功,克尽回天之力。乃人中痰中风,口眼㖞斜,手足拘挛,言语嗫嚅,左右瘫痪,筋骨疼痛,半身不遂,以及瘫风、气厥、癫痫,一切之症,衰颓至是,如唐室然。非大力以挽之,大功以造之,安能百病俱失,再得更生之庆哉。本堂得是方以救斯人。悉依古法秘制,本重价廉,治疗甚速,功效甚大,灵验非常。如有诸虚而未病者,即常时服之,大有奇效,幸勿轻视。引汤单附后。

治风寒湿痰等症,淡姜汤送服。

治瘫痪、半风疼痛、拘挛麻木等症,温酒送服。

治伤寒、时疫气结,以及小儿惊风、寒热痰逆、反张等症,滚汤送服。

见载于《内外科百病验方大全》,回生再造丸。

方药组成:真水安息香,人参,真蕲蛇(小者为佳,去骨并头尾三寸,酒浸,炙,取净末),当归,川芎,川连,羌活,防风,玄参(以上酒炒),藿香,白芷,茯苓,麻黄,天麻,川草薢,片子姜黄(以上炒),甘草(炙),肉桂(研,不见火),白蔻仁(研,不见火),首乌,料豆(水蒸拌九次),西琥珀(研),黄芪(蜜炙),大黄(酒蒸),草蔻仁(研),雄鼠粪(双头尖者是),穿山甲(前后四足麻油浸,炙),全蝎尾(去头足),灵仙(酒炒),葛根

---

① 郭令公:即郭子仪(697-781年),华州郑县(今陕西华县)人,祖籍山西太原,唐代政治家、军事家。安史之乱爆发后,郭子仪任朔方节度使,率军勤王,收复河北、河东。

（炒），桑寄生（烘干），北细辛，赤芍（炒），乌药（酒炒），青皮
（面炒），于术（土炒），僵蚕（洗，炒），乳香（去油），没药，辰
砂，骨碎补（酒炒），香附（去皮毛，酒炒），天竺黄，制附片，生
龟板（火炙，熬过者不用），沉香，母丁香，胆星，红花（酒浸，
烘干净），犀角尖，厚朴，地龙（炙干），松香（煮九次），广木香
（不见火），梅花冰片，犀牛黄，血竭，虎胫骨一对（煅酥）。

清暑更衣丸

柯韵伯曰：胃为后天之本，无太过亦无不及，故两阳合明
而胃实焉。世有阴病津枯，肠胃邪结，水火不通，则必重坠下
达，可奏功也。今制更衣丸以润之。古人入厕必更衣，故立
名取义。用药确当，对症治之，其效甚速。每用米饮汤送服
一钱。

源自《成方便读》卷一，更衣丸。
方药组成：真上好芦荟，麦冬（捣罗），朱砂（为衣）。
又方：源自《先醒斋医学广笔记》卷一，亦见《古今名医
方论》卷四，更衣丸。亦名：朱砂芦荟丸。
方药组成：朱砂（研如飞面），真芦荟（研细）。
《古今名医方论》：柯韵伯曰：胃为后天之本，不及固病，
太过亦病。然太过复有阳盛、阴虚之别焉。两阳合明而胃家
实，仲景制三承气下之；水火不交而津液亡，前贤又制更衣丸
以润之。古人入厕必更衣，故为此丸立名。用药之义，以重
坠下达而奏功。朱砂色赤属火，体重象金，味甘归土，性寒类
水，为丹祖汞母，能输坎以填离，生水以济火，是肾家之心药
也；配以芦荟，黑色通肾，苦味入心，滋润之质可转濡胃燥，大
寒之性能下开胃关，此阴中之阴，洵为肾家主剂矣。合以为

丸,有水火既济之理,水土合和之义,两者相须,得效甚宏,奏功甚捷,真匪夷所思者。

附注:朱砂芦荟丸(《证治汇补》卷一)。

易老天麻丸

大凡中风一证,动关生死安危,病之大而且重,莫有过于此者。乃筋脉牵挛,遍身疼痛,手足麻木,口眼㖞斜,半身不遂,以及寒痰相搏,俱可服此。每用三钱,冬日温酒下,夏日滚水下。

源自《保命集》卷中,天麻丸。亦名:易老天麻丸

方药组成:天麻(酒浸三日,晒干称),牛膝(同上浸),杜仲(锉,炒去丝),草薢(另研为细末),玄参,当归,生地黄,羌活,附子。

附注:易老天麻丸(《景岳全书》卷五十四);《元戎》中载方有独活。

万氏清心丸

中风之证不一,其治法亦不一。宜分表里、轻重、寒热而治之。若痰火闭结,瘈疭瘫痪,语言蹇涩,恍惚眩晕,精神昏愦,不省人事,此邪在于经络脏腑。法当疏风开窍,以清心火。每用开水送服一丸。并治小儿惊风痰涎,手足牵掣,痧痘火郁等症。

源自《疫喉浅论》卷下,万氏牛黄清心丸。

方药组成:犀牛黄,镜面朱砂,生黄连,川郁金,黄芩,山栀。

防风通圣丸

风之为患,肝木主之。则凡风热之在皮肤、在巅顶、在肠胃、在决渎者,必令汗出下利,表里俱畅,故曰通圣。此丸能治热风,外而经络,手足瘫痪;内而脏腑,二便闭塞。用此两解之,莫不应手取效。每用姜汤、清茶任服二钱。并治一切伤风伤寒初起,效验如神。服后宜避风节食。孕妇忌服。

源自《青囊秘传》,通圣丸。

方药组成:防风,当归,白芍(酒炒),白术(土炒),黑栀,荆芥,干姜。

九制豨莶丸

五月五日,天中节也。是时采取是草。能治中风㖞斜,语言謇涩,遍身疼痛,手足麻木,肝肾风湿诸疮,皆血弱不能养于筋。经曰:治风先补血,血行风自灭。本堂于天中节采是草而制之,以治是症。昔唐时成讷,宋时张咏,皆有进豨莶表。每服三钱,温酒、米饮、开水任送。返老还童,须乌面润,是可征矣。

源自《张氏医通》卷十四,豨莶丸。

方药组成:豨莶(五月取赤茎者,阴干,以净叶蜜酒九蒸九晒),芍药,熟地,川乌(黑豆制,净),羌活,防风。

又方:《证类本草》卷十一引《成讷方》,豨莶丸。亦名:火轮丹、九蒸单豨莶丸。

方药组成:豨莶草。

附注:火轮丹(《普济方》卷二二〇引《鲍氏方》)、九蒸单豨莶丸(《医学入门》卷七)。江陵府节度使进豨莶丸方:臣有弟诉,年三十一,中风床枕五年,百医不差。有道人钟针者,因睹此患,曰:可饵豨莶丸,必愈。其药多生沃壤,高三尺许,节叶相对,其叶当夏五月以来收,每去地五寸剪刈,以温水洗泥上,摘其叶及枝头,凡九蒸九晒,不必大燥,但取蒸为度,仍熬,捣为末,为丸服。臣依法修合,与诉服,果如其言。钟针又言,此药与本草所述功效相异,盖出处盛在江东,彼土人呼猪为豨,呼臭为莶气,缘此药如猪莶气,故以为名。但经蒸晒,莶气自泯。每当服后,须吃饭三至五匙压之。五月五日采者佳。奉宣付医院详录。

圣济鳖甲丸

世之所谓四日两头病,即三阴疟是也。阴阳相搏,愈发愈深,总不离乎脾胃有损。盖胃虚者恶寒,脾风者发热。宜急加调理,则痕癥不为患,非骤绝之,可了事也。此丸无论男妇,无论老疟、劳疟,皆可服之。小儿减半,每用姜枣汤送服三钱。忌生冷、油麦、鸡卵、豆等物。

源自《圣济总录》卷三十五,鳖甲丸。

方药组成:鳖甲(醋浸,炙令黄色,去裙襕),虎头骨(酒浸,炙令黄色),乌梅肉(炒令干),麦门冬(去心,焙),豉(微炒),石膏(碎研),常山(细锉),白薇,萎蕤,升麻,人参,知母(锉,焙干),地骨皮。

金匮鳖甲煎丸

寒热相争,暴疟时形,名为疟疾。乃久而不愈,中结疟母,或一日一发,或两日一发,或三日一发。久则正气日亏,内邪日旺。倘以猛药攻之,恐成臌胀。是丸调其阴阳,平其争搏;不但开壅塞,抑且补阴精。每服七丸,一日三进,虚者用参汤送之。忌生冷、油煎、鸡卵、豆麦等食。

源自《金匮要略》卷上,鳖甲煎丸。亦名:疟母煎。

方药组成:鳖甲(炙),乌扇(烧),黄芩,柴胡,鼠妇(熬),干姜,大黄,芍药,桂枝,葶苈(熬),石韦(去毛),厚朴,牡丹(去心),瞿麦,紫葳,半夏,人参,䗪虫(熬),阿胶(炙),蜂窠(炙),赤硝,蜣螂(熬),桃仁。

附注:疟母煎(《活人书》卷十七),《外台秘要》引作"大鳖甲煎";《千金方》无鼠妇、赤硝,有海藻、大戟、虻虫。

搜风顺气丸

寒热往来,多由外感。或风乘火势,火借风威,以致风秘气秘,便溺阻隔,遍身虚痒,脉浮且数。并肠风下血,中风瘫痪诸症,皆风燥气滞故也。此丸能下燥结,祛瘀热,益肝胃,固脾气,通利水,百病消矣。每用开水送服三钱。

源自《医方类聚》卷九十六引《千金月令》,大麻丸。亦名:大黄丸、搜风顺气丸、顺气丸、消风顺气丸、镇风润气丸。

方药组成:大黄,枳壳(炒),槟榔,郁李仁,薯蓣,牛膝,独活,防风,山茱萸,麻仁(另研),菟丝子(酒浸,另捣粉),车前子。

《医方集解》:此手足阳明药也。大黄苦寒峻猛,能下燥结而祛瘀热,加以蒸晒,则性稍和缓,故以为君;麻仁滑利,李仁甘润，并能入大肠而润燥通幽；车前利水，牛膝下行，又能益肝肾而不走元气；燥本于风，独活、防风之辛以润肾而搜风；滞由于气，枳壳、槟榔之苦以破滞而顺气；数药未免攻散，故又用山药益气固脾，山茱温肝补肾，菟丝益阳强阴，以补助之也。

附注：大黄丸（《太平圣惠方》卷二十三），搜风顺气丸（《仁斋直指方》卷三引《太平圣惠方》），顺气丸（《袖珍》卷一引《简易》），消风顺气丸（《医林绳墨大全》卷六），镇风润气丸（《杂病源流犀烛》卷十七），《仁斋直指方》引《太平圣惠方》此方中无山茱萸、菟丝子，疑脱。

局方牛黄清心丸

凡五劳七伤之人，保养为重。至感受风寒，则手足拘挛，筋骨痿痛，或痪或疯，诸病百出。言语蹇涩，忡悸健忘，心神恍惚，头昏目眩，胸中烦郁，痰迷心窍，皆心气不足，神志不定所致。以及恐怖忧蹙，发狂少睡等症。每用开水送服一丸。且治小儿风痰上壅，搐溺口噤。宜酌量多少，用竹叶汤送服。

源自《太平惠民和剂局方》卷一，牛黄清心丸。亦名：大牛黄清心丸、牛黄丸。

方药组成：白芍药，麦门冬（去心），黄芩，当归（去苗），防风（去苗），白术，柴胡，桔梗，芎䓖，白茯苓（去皮），杏仁（去皮尖双仁，麸炒黄，另研），神曲（研），蒲黄（炒），人参（去芦），羚羊角（末），麝香（研），龙脑（研），肉桂（去粗皮），大豆黄卷（碎，炒），阿胶（碎，炒），白蔹，干姜（炮），牛黄（研），犀角（末），雄黄（研，飞），干山药，甘草（锉，炒），金箔一千二百箔（四百箔为衣），大枣（蒸熟，去皮核，研成膏）。

附注:大牛黄清心丸(《古今医统大全》卷八十八),牛黄丸(《医便》卷五)。

虎骨木瓜丸

凡人以命门先天真火为主。盛则百体俱强,衰则脏腑俱弱。若命火一虚,则脾胃虚弱,饮食少进。无精液以养脏,则五脏皆弱。以致胁腿疼痛,脚膝拘牵,步履艰难;或热则如火,冷则如冰,遇风毛竖,即热暑亦难离棉絮。此房酒不节,所以肝肾两亏,百病蜂起。此丸祛风湿,健脾胃,而肾自固。空心每用开水送服二钱,酒服亦可。

源自《太平惠民和剂局方》卷一(绍兴续添方),四斤丸。亦名:虎骨四斤丸、虎骨木瓜丸。

方药组成:宣州木瓜(去瓤),牛膝(去芦,锉),天麻(去芦,细锉),苁蓉(洗净,切,各焙干,秤),上药用无灰酒五升浸,春五日,秋五日,夏三日,冬十日足,取出焙干。再入附子(炮,去皮脐),虎骨(涂酥炙)。

附注:虎骨四斤丸(《证治准绳·类方》卷四),虎骨木瓜丸(《重订通俗伤寒论》)。

又方:源自《御药院方》卷一。

方药组成:虎骨(酥炙),南乳香(研),没药,木瓜,天麻,苁蓉,牛膝(以上四味用好酒浸十日,取出焙干)。

又方:源自《丸散膏丹集成》。

方药组成:虎骨(炙),木瓜,枫树叶,龟板(炙),当归,自然铜,血竭,桂心,乳香,没药,毛姜,安息香,广木香,甜瓜子,地龙(去土)。

通幽半硫丸

大凡年高者,阳虚精衰,畏寒喜热,血燥使然。又有欲便不便,小便短数,疝瘕冷气者。每服二三钱,用温酒、姜汤任送下。

源自《太平惠民和剂局方》卷六,半硫丸。亦名:半桃丸、硫半丸。

方药组成:半夏(汤浸七次,焙干,为细末)、硫黄(明净好者,研令极细,用柳木槌子杀过)。

附注:半桃丸(《三因极一方论》卷十二),硫半丸(《良朋汇集》卷二)。

二圣救苦丹

体强者风寒不受,体虚者风寒易感。乃生平气体本亏,因动行贪凉,感冒风寒;或静倦失慎,致伤风寒。其初则乍热乍寒,呕吐发热,继则腰酸项强,肢节疼痛,头晕鼻塞,大便闭结,热甚发斑,谵语佯狂。制此丹以救苦,非二味圣药不为功也。每一二钱,用绿豆汤送服之。

源自《回春》卷二,二圣救苦丸。亦名:二圣救苦丹。

方药组成:锦纹大黄(酒拌,蒸,晒干),牙皂(如猪牙者)。

附注:二圣救苦丹(《医宗金鉴》卷二十八)。

灵宝如意丹

凡中伤寒湿之症,以及疮毒肿烂,四肢疼痛,则必制奉为至宝,无不如意之灵丹以治之,然后可奏其功。今京都东华门外皮赞公,祖传秘授青囊一卷,即此丹也。引汤单附后。孕妇忌服。

治伤寒一二日、三四日,不论传经,风寒咳嗽,用葱须姜酒热服,暖盖汗出即愈。

治初起恶疮五疔恶毒等症,葱须姜酒热服,暖盖取汗自愈。

治诸疮破者,用生黄芪、金银花,煎汤送服。

治疮毒肿烂已甚,用津液研化二丸,涂患处,再用陈酒服立愈。

治疔或走黄,用陈酒冲服。挑破疔头,用药二丸入膏药,贴疔上,肿毒自消。

治天泡、杨梅初起,用葱须姜酒热服,暖盖取汗,次日用滚水冲服,七日可愈。

治水蛊,葶苈汤下;气蛊,木香柿蒂汤下。

治疟疾,草果槟榔汤下。

治瘟症、痘子不出,葱须姜酒冲服。

治心胃寒气疼痛,淡姜汤服。

治两胁胀闷并痛,小茴香汤服。

治恶心嘈杂,滚水冲砂仁汤服。

治噎膈、咽喉胸膈疼痛,桔梗柿蒂汤服。

治口眼歪斜、手膀麻木,鲜姜桂枝酒煎服。

治腿脚疼痛,桑寄生牛膝汤服。

治忘前失后,九节菖蒲汤服。

治牙痛,良姜汤下。衔一粒于患处,可止疼痛。

治心胃蛊痛,槟榔汤服;九种胃疼,艾醋汤服。

治饥饱劳碌,沙参汤服。

治大小便不通,生蜜汤服。

治偏坠疼痛,小茴香汤下;疰腮,嚼化一丸。

治小便尿血,车前子汤下。

治白浊下淋,葱须汤下。

治癫痫风迷,姜汤下,久者服一七。瘀症,姜汤下。

治鬼迷、鬼魇、鬼交,桃仁去皮尖,煎汤下。

治初发热汗,白糖汤下。

治霍乱转筋,木瓜汤下。

治怀孕妇过月,忽然自落,膏粱粟煎汤下。

治产后血迷,炒黑荆芥汤下。

治子死腹中,白芥子汤下。

治产后肚胀,厚朴煎汤下。

治产后见神见鬼,黑荆芥当归汤下。

治妇人经闭,红花桃仁煎汤下。

治跌打坠马,不省人事,黄酒、童便下(即自便亦可)。

治火烧汤泡,煎服,取汗,则火毒不致内攻。

治数月小儿有积,难以服药,运化一丸,放乳头,使小儿随吞之即愈。

治小儿乳积、食积,冒寒惊啼,一切辨识不明之症,服此灵效。

治小儿痘疹,炒麦牙煎汤下。

治噤口痢,石莲子捣碎,煎汤下。

治中风不语、痰涎神昏,姜汤下。

治中酒毒,广陈皮煎汤下。

治痢疾,黄连汤下;水泻,车前汤下。

治白痢,吴萸汤下;红痢,红花汤下。

治阴寒,胡椒汤下;瘫痪,淡姜汤下。

治妇人胎热,茶下;蝎螫咬,黄酒下。

源自《青囊秘传》,痧丸。亦名:灵应痧药方、痧药丸、痧气丸、灵宝如意丹。

方药组成:苍术(米泔水浸),明天麻,麻黄,雄黄,朱砂,麝香(后入),丁香,大黄,蟾酥(烧酒化),甘草。

附注:灵应痧药方(《慈禧光绪医方选议》),痧药丸、痧气丸(《全国中药成药处方集》北京方),灵宝如意丹(《全国中药成药处方集》沙市方)。

又方:源自《饲鹤亭集方》,灵宝如意丹。

方药组成:人参,犀黄,熊胆,麻黄,杜酥,雄黄,血竭,天麻,葶苈,玉石,白粉霜,朱砂,银朱,冰片,真珠。

图经养正丹(一名交泰丹)

宗气足而后呼吸通。上升下降,阴阳所以正也。乃上盛下虚,头晕目眩,心胆虚怯,惊则盗汗,倦则狂言;一或不慎,则霍乱涎潮,肢冷神昏,百病皆作。是丸能养真扶正,功难缕述。空心用淡盐汤送服三十丸。

源自《太平惠民和剂局方》卷五,养正丹。亦名:交泰丹。

组成:水银,硫黄(研细),朱砂(研细),黑锡(去滓,秤,与水银结砂)。

附注:《吴直阁增诸家名方》引宝林真人谷伯阳《伤寒论》(见《太平惠民和剂局方》卷五)。

牛黄至宝丹

大凡风寒中脏者，阴冷极盛，脱症随见，则必口噤不语，中恶气绝，邪入心胞，神识不清，此疫疠瘴毒，时气内陷，痰迷心窍。又或伤寒暴中，身体强硬，谵语发狂，唇青口裂，伏热喘呕。以及妇人产后血晕，妄血上行，吐逆闭乱，胎死腹中。服此立效。用灯草汤送服一丸。

源自《医林绳墨大全》卷一。

方药组成：人参，天竺黄，生乌，犀屑（研），朱砂（研，飞），雄黄（水飞），生玳瑁（研），琥珀（研），麝香，龙脑（研），金箔（半入药，半为衣），银箔（研），牛黄，天南星（水煮软，切片），安息香（为末，以无灰酒搅澄，飞过，滤去沙土，火熬成膏）。

太乙来复丹

风邪中脏，其病必内寒外热，上盛下虚。乃有中暑而感风寒者，呕吐泻利，发为霍乱。势必至咳逆喘急，四肢厥冷，神昏颠倒，虚汗不止；则头痛心闷，腰酸膝麻，腹胀身重者。此丹调脏腑，理阴阳。扶危拯急，功莫大焉。每用米饮服五十丸。并治小儿惊风危症，研末调服十五丸。取义来复，非无谓也。

源自《扁鹊心书·神方》，来复丹。

方药组成：陈皮（去白），青皮，大川附（制），五灵脂，硝石，硫黄。

灵应愈风丹

凡外感风邪者,因发散未净,遂成肿痛。此由外感而来,名曰外因。其患寒热交作,筋骨疼痛,手足拘牵,麻木不仁。并治诸风瘫痪,口眼歪斜,半身不遂,风湿风温等症。此丸祛风邪,退寒热。屡试屡验。每用开水送服三钱。

源自《松崖医径》卷下,秘传愈风丹。亦名:愈风丹。

方药组成:防风(去芦),连翘,麻黄(去节),黄连(酒炒),黄柏(酒炒),川芎,川归(酒洗),赤芍药(酒浸),薄荷叶,石膏,桔梗,何首乌,熟地黄(酒洗),羌活,细辛(减半),甘菊花,天麻,黄芩,白术,荆芥穗,山栀仁,滑石(另研),甘草(炙),僵蚕(炒)。

附注:愈风丹(《丹溪心法·附余》卷一)。

又方:见载于《全国中药成药处方集》(杭州方),灵应愈风丹。

方药组成:明天麻,杜仲,大熟地,全当归,肉桂,乌元参,独活,怀牛膝,川萆薢,羌活,大生地。

蠲痛活络丹

中风之证不一。或有手足不仁,日久不愈,腿臂间有一二点痛,经络中有湿痰死血。吴鹤皋曰:风邪注于肢节,血脉凝聚不行。此丹开通诸窍,祛风活血,又能直达湿痰所结之处。功效甚大,非寻常灵验所可比。温酒送服一丸。

源自《重订通俗伤寒论》卷九。

方药组成:川乌,草乌,地龙,杜胆星,明乳香,净没药,炒黑丑,全蝎,麝香。

辰砂寸金丹

暑天最易受病。纳凉之际,嗜食瓜果,一或不慎,寒湿外感。以致头痛发热,呕吐泻利,有汗无汗,口苦口渴;或时染瘟疫,遍身疼痛;或远行中暑,绞肠诸痧;一切痰壅流涕之症。每用姜汤送服一丸。

源自《杂类名方》,夺命丹。亦名:返魂丹、再生丹、追命丹、延寿丹、来苏丹、知命丸、得道丸、寸金丹、延命丹、来苏丸。

方药组成:蟾酥,朱砂(水飞),轻粉,枯白矾,寒水石(水飞),铜绿,麝香,海羊(另研)。

附注:返魂丹、再生丹、追命丹、延寿丹、来苏丹、知命丸、得道丸、寸金丹(《袖珍》卷三),延命丹、来苏丸(《丹溪心法附余》卷十六)。

局方紫雪丹

伤寒温疟之症,其形相类,其实有不同者。或烦热发斑,阳狂叫走,毒瘴昏倒,痧胀切痛。一切虫毒、热毒、药毒,以及小儿惊痫、痧痘火毒、内闭等症。此丹能泻诸经之火,以滋肾水,则火泻而结自散也。服之而其效立见。

源自《外台秘要》卷十八引《苏恭方》,紫雪。亦名:紫雪丹、紫雪散。

方药组成:黄金,寒水石,石膏,磁石,滑石,玄参,羚羊角(屑),犀角(屑),升麻,沉香,丁子香,青木香,甘草(炙)。

附注:紫雪丹(《成方便读》卷三),紫雪散(《全国中药成药处方集》天津方)。

避秽辟瘟丹

上天有降灾之时,四时有不正之气,是谓瘟疫。乃当流行之候,最易染受。或空房久闭,或低室阴潮,或汗下蛇虫所居,湿毒屡伏,容易侵人。此丹于空房汗下受湿之处,多为焚烧,则瘟疫、汗秽等物,皆远避焉。此之谓避秽辟瘟丹。

源自《良方集腋》卷上,太乙救苦辟瘟丹。亦名:太乙救苦丹、卢祖师解毒辟瘟丹。

方药组成:麻黄(去根节,晒,取净末),升麻(焙,取净末),广藿香(不见火,晒,取净末),广陈皮(新会者佳,焙,取净末),绵纹大黄(炒,取净末),山慈菇(处州产而有毛者真,去毛,焙,取净末),广木香(不见火,取净末),山豆根(去芦根,焙,取净末),饭赤豆(焙,取净末),鬼箭羽(炒,取净末),千金子(新者佳,去壳,去油,取净霜),雌黄(千叶者佳,水飞,取净末),川乌(煨,去皮脐,晒干,焙,取净末),麝香(研,去皮渣,不见火,取净末),杜苏叶(晒,取净末),桔梗(焙,取净末),明雄黄(老坑者佳,水飞,晒干,取净末),金银花(晒,取净末),香附(炒,取净末),川五倍(焙,取净末),苍术(真茅山者佳,米泔浸三日,晒,取净末),大半夏(滚水泡七次,姜矾制,晒,取净末),紫丹参(焙,取净末),劈砂(辰州产瓜仁面者佳,水飞净,晒干,取净末),红芽大戟(去净骨,杭州产者佳,焙,取净末),北细辛(去叶泥,净,不见火,取净末),滑石(水飞净,取净末)。

附注:太乙救苦丹、卢祖师解毒辟瘟丹(《卫生鸿宝》卷一)。

局方碧雪丹

三焦为决渎之官。上升下降,流通诸经,无有窒滞。倘中有积聚壅塞不通,则发热发狂,心神昏愦,口舌生疮,喉咽肿痛,大小便闭,胃火愈盛。是丹能退热散毒,定神益胃,上下焦为之流通。凡一切天灾、时疫、实热诸症,俱可服。每凉水送服二三钱。

源自《太平惠民和剂局方》卷六(续添诸局经验秘方),碧雪。亦名:碧雪膏、碧雪散。

方药组成:芒硝,青黛,石膏(煅过,研飞),寒水石(研飞),朴硝,硝石,甘草,马牙硝。

附注:碧雪膏(《回春》卷五),碧雪丹(《济阳纲目》卷二十五),碧云散(《嵩崖尊生》卷六)。《济阳纲目》中"硝石"用作"滑石"。

川芎茶调散

诸风上攻,邪在太阳,自太阳经而入阳明。故有头晕目眩,鼻塞口干,痰盛自汗,憎寒壮热症也。经曰:阳明之脉起于鼻,旁纳太阳连目眦。此散治之,无不愈矣。临卧时调服三钱,用清茶。

源自《太平惠民和剂局方》卷二(吴直阁增诸家名方)。亦名:茶调散、茶调汤、川芎茶调饮。

方药组成:薄荷叶(不见火),川芎,荆芥(去梗),香附子(炒)(别本作细辛去芦),防风(去芦),白芷,羌活,甘草(爁)。

附注:茶调散(《世医得效方》卷十),茶调汤(《医方类聚》卷八十二引《经验良方》),川芎茶调饮(《不居集》下集卷二)。

大麻风丸

大麻风症,乃天地间异症也。其患先麻木不仁,次发红斑,久则破烂,浮肿无脓。若心受之则损于目,肝受之则发紫泡,脾受之遍身如癣,肺受之则眉先脱,肾受之则足内先穿,危险异常。悉由风湿相乘,气血凝滞,表里不和,脏腑痞塞,阳火所变。其初起时,肌肉未死,宜用万灵丹洗浴发汗,以散凝滞之风;后服此丸,每日茶送,久服自愈。能通活血脉,轻者半年,重者一年。不可以病愈而弃丸也,多服更妙。戒忌房事、厚味、动风等件,可保终身不发矣。

见载于《全国中药成药处方集》(杭州方)。

方药组成:陈皮,当归,防风,白芷,荆芥,海桐皮,苦参,羌活,茅苍术,明天麻,海风藤,广木香,秦艽,薏米仁,生甘草,川续断,川牛膝,连翘,桂枝,大红枣,生姜(以上共煎汁泛后丸药用)。

菊花茶调散

正气不足,风寒易受。乃有头晕目眩,诸风上攻,发热鼻塞,偏正头风,畏寒毛竖,风痰壅盛。此散能祛风邪,退潮热,服之自愈。临卧用清茶调服三钱。

源自《丹溪心法附余》卷十二。

方药组成:菊花,川芎,荆芥穗,羌活,甘草,白芷,细辛(洗净),防风(去芦),蝉蜕,僵蚕,薄荷。

代抵当丸

太阳为寒水之经。发热而烦,阳狂胸结,腹痞鞭满,三焦升降之气,阻而难通。此症用是丸治之,则抵之当之,而水气下达矣。用开水送服一二钱。

源自《寒温条辨》卷四。

方药组成:大黄(酒洗),芒硝,穿山甲(蛤粉炒),夜明砂(淘,焙),莪术(醋焙),肉桂(去粗皮),当归尾(酒蒸),红花(酒炒),桃仁(不去皮尖,生用另研)。

各家论述:代抵当汤丸,方出《准绳》,盖瘀蓄之血,攻之为难,仲景直用水蛭、虻虫有毒之物,惟恐药不峻利,亦何待攻之不动而后加减乎?后人不敢用此毒物,故作此方以代之。原方生地黄用之无理,归尾必不可减,故于本方中减去生地,倍肉桂,加莪术、红花、夜明砂,用之殊觉有效。若温病蓄血,用此方去肉桂,加牡丹皮,牛膝,或止加干漆。

玉屏风散

昔许允宗,太医院士也。尝制是丸,以治气虚过表,自汗不止,风寒易感之症。适宫中王太后,中风口噤,即召许医士调治。许即煎是散熏之乃愈,贵体且然,况在世人,效必尤速。遂以此广传于世云。

源自《医方类聚》卷一五〇引《究原方》。

组成:防风,黄芪(蜜炙),白术。

换骨丹

按诸阳起于指。手足麻木,风湿之见端也。乃搏结于筋脉之间,则肿痛不已,半身不遂,口眼歪斜,左瘫右痪,胁下痿痹。必先服发汗之药,然后服是丹,以温其寒,燥其湿,散其风。无论男妇,俱可服此。每用温酒送服三钱。

源自《摄生众妙方》卷三,十龙换骨丹。亦名:十生丹。

方药组成:独活,羌活,川乌(火炮去皮),草乌(火炮去皮),当归(酒浸,去粗皮),防风,川芎,天麻,何首乌(去黑皮),海桐皮(去粗皮)。

附注:十生丹(《证治准绳·类方》卷四)。

逍遥散

此治肝郁之症也。盖肝为木,赖土以滋阴,赖水以灌溉。若中土虚,则木不升而郁;阴血少,则肝不滋而枯。故血虚火旺,寒热往来,手足搐搦,或胸胁胀痛,或咬牙发痉。此散能散郁除蒸,功效捷矣。每用滚汤送服三四钱。凡妇人经水不调亦可服。

源自《太平惠民和剂局方》卷九。亦名:逍遥汤。

方药组成:甘草(微炙赤),当归(去苗,锉,微炒),茯苓(去皮,白者),芍药(白),白术,柴胡(去苗)。

附注:逍遥汤(《圣济总录》卷一六三);将本方改为丸剂,名"逍遥丸"(见《中国药典》)。

万应锭

此方京都广盛流传。按症敷服，诚有万应之称。本堂觅置是方，虔合试用，极验无比。凡中风、中痰、中寒、中暑，半身不遂，口眼歪斜，喉闭、乳娥、牙疳，霍乱、瘟疫、疟痢，血热便血，斑疹、伤寒、黄病，小儿痘症、惊风，以及疔毒攻心，俱用开水化服四、五分，小儿减半。兼疗外症，无名肿毒、臁疮、伤水疮，一切等，用醋研敷患处。并治骡马水结、粪结，黄病、孤眼，狗生风毒。每用无根水化服。对症则用，立效如神。孕妇忌服。

源自《饲鹤亭集方》。亦名：老鼠屎。

方药组成：川黄连，胡黄连，明乳香，净没药，孩儿茶，生大黄，延胡索，麒麟竭，明天麻，真熊胆，陈京墨，自然铜，梅花冰片，原麝香。

圣济大活络丹

经曰：风者，百病之长也。风动则气逆痰升，痰由饮食而成。诸疾以风为首，以痰为患。此丹专治顽痰恶风，热毒瘀血入于经络。一切中风，瘫痪，痿痹，痰厥，腰腿酸痛，四肢麻木，筋脉拘挛，步履艰难，及风寒入脑，头胀耳鸣，痛疽流注风毒；跌仆损伤，以及妇人停经，产后恶阻。徐灵胎云：治小儿急慢惊痫诸症，非此丹开窍，不能透达矣。每服一二丸，温酒化服。其功神效无比。病在上部，宜食后服之；病在下部，宜食前服之。惟孕妇忌服。

源自《兰台轨范》卷一引《圣济总录》，大活络丹。亦名：

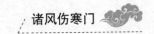

神效大活络丹。

方药组成:白花蛇,乌梢蛇,威灵仙,两头尖(俱酒浸),草乌,天麻(煨),全蝎(去毒),首乌(黑豆水浸),龟板(炙),麻黄,贯仲,炙草,羌活,官桂,藿香,乌药,黄连,熟地,大黄(蒸),木香,沉香,细辛,赤芍,没药(去油,另研),丁香,乳香(去油,另研),僵蚕,天南星(姜制),青皮,骨碎补,白蔻,安息香(酒熬),黑附子(制),黄芩(蒸),茯苓,香附(酒浸,焙),玄参,白术,防风,葛根,虎胫骨(炙),当归,血竭(另研),地龙(炙),犀角,麝香(另研),松脂,牛黄(另研),片脑(另研),人参。

附注:神效大活络丹(《经验种秘方辑要》)。

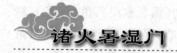

诸火暑湿门

清湿二妙丸 …………… 119
清暑香薷丸 …………… 119
清湿三妙丸 …………… 119
清暑益气丸 …………… 120
清热三黄丸 …………… 120
清咽太平丸 …………… 121
黄连上清丸 …………… 121
河间地黄丸 …………… 122
黄连阿胶丸 …………… 122
河间舟车丸 …………… 123
九制大黄丸 …………… 123
冰梅上清丸 …………… 124
六合定中丸 …………… 124
藿香正气丸 …………… 125
蟾酥痧气丸 …………… 125
黄病绛矾丸 …………… 126
纯阳正气丸 …………… 126
按古二十四制清宁丸(一名
　青麟丸) …………… 127
海脏消暑丸 …………… 127
千里水葫芦丸 …………… 128
当归龙荟丸 …………… 128
镇癫宁心丸 …………… 129
肠风槐角丸 …………… 129
三丰伐木丸 …………… 130
治痔脏连丸 …………… 130
胡氏痧气夺命丹 …………… 131
钱乙泻青丸 …………… 131
八宝红灵丹 …………… 132
太乙紫金锭(一名玉枢丹,
　一名万病解毒丹) …………… 133
九转灵砂丹 …………… 134
诸葛行军散 …………… 134
痧气卧龙丹 …………… 135
万应平安散 …………… 136
润肠丸 …………… 136
神效济生散 …………… 137
冰梅丸 …………… 137
驻车丸 …………… 137
神术散 …………… 138
胡氏辟瘟丹 …………… 138
秘授霹雳丸 …………… 140
三阴疟疾膏 …………… 141
神效嗅鼻散 …………… 141
救急雷公散 …………… 141
胡氏神效如意保和丸(一名
　八宝丸) …………… 142
擦牙益笑散 …………… 143

清湿二妙丸

此治湿热下注之症。凡人腿膝两足,时而麻木,或肢节酸软,痹痿郁积,举发无时,流走疼痛,气血不行故也。是丸能破积通滞,宣筋止痛。疏散而血自行,诚妙剂也。每用开水空心送服三四钱。

源自《医学纲目》卷二十引朱震亨方,二妙丸。亦名:阳明二妙丸、苍柏二妙丸。

方药组成:黄柏末,苍术末。

附注:阳明二妙丸、苍柏二妙丸(《症因脉治》卷三)。

清暑香薷丸

脏腑凝结,则阴阳乖乱,上下焦有闭塞之虞,此长夏伤暑之症也。乃皮肤热,头多汗,胸满口渴,气促心烦,小便短赤。宜辛温香散以治之,则阳气发越,散蒸热矣,烦渴解除,和脾胃矣。彻上彻下之功,已见于此,而内外之暑悉除,诚夏月解表之君药也。开水送服。

源自《太平惠民和剂局方》卷二,香薷丸。

方药组成:香薷(去土),紫苏(茎叶,去粗梗),干木瓜,丁香,茯神(去木),檀香(锉),藿香叶,甘草(炙)。

清湿三妙丸

大凡湿郁则为热,热蒸更为湿。乃湿热入于下焦,注于两足,以致肿痛痹麻,痿软无力。此能疏湿解热,使扶正以胜邪,而上下表里,自无窒碍。每用开水送服三钱。

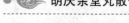
　　源自《医学正传》卷五,三妙丸。

　　方药组成:黄柏(切片,酒拌,略炒),苍术(米泔浸一二宿,细切,焙干),川牛膝(去芦)。

清暑益气丸

　　长夏暑湿蒸人,脾土受伤,故肢倦便溏;暑热伤肺,故气逆咳嗽,渐至口渴便赤,胸满恶食。肝为心腋,则暑入心故自汗,湿盛故身痛身重。李东垣曰:脾胃既虚,宜主清暑益气之剂治之。夫然后热泻而水滋,肝平而滞破,养血和阴,化食消积,除湿清热之妙丸也。每三滚汤送服三四钱。

　　源自《脾胃论》卷中,清暑益气汤。

　　方药组成:黄芪,苍术(泔浸,去皮),升麻,人参(去芦),泽泻,炒曲,橘皮,白术,麦门冬(去心),当归身,炙甘草,青皮(去白),黄柏(酒洗,去皮),葛根,五味子。

　　附注:本方改为丸剂,名"清暑益气丸"(见《饲鹤亭集方》)。

清热三黄丸

　　三焦积热,升于上则咽喉肿,牙齿痛,口舌疮,眼目赤,耳鼻肿;注于下则腹消渴,便淋热,又黄赤,又闭结。此非清其热不可。今用三黄以治之,泻热燥湿,癖痞治也,清肺养阴,气血通也,荡涤肠胃,调中化食,安和五脏,水谷利也。奇效若此,百病消矣。每服一钱,虚弱者减半,清茶送下。小儿少用,孕妇忌服。

源自《备急千金要方》卷二十一,巴郡太守方三黄丸。亦名:加减三黄丸、四季三黄泻心丸、四季三黄丸。

方药组成:黄芩,大黄,黄连。

附注:加减三黄丸(《证治准绳·类方》卷五),四季三黄泻心丸(《审视瑶函》卷六)。

清咽太平丸

木盛火生,肺金受克。两颊为肺肝之部,故在寅卯木旺之时,每有咯血来潮,则两颊常赤,而咽喉不清,诸火上逆故也。宜消风散热,肝火疏而肺火清;升清散瘀,津液生而气血和,诚清咽平肝之要剂也。每用开水送服一二丸。

源自《万氏家抄方》卷二。

方药组成:薄荷叶,川芎,桔梗,甘草,防风,柿霜,犀角(用人乳浸,焙干为末)。

黄连上清丸

三焦积热,已失决渎之职,口为脾窍,心火上升,则眼火红发,咽喉疼痛,口舌生疮,心中膈闷,小便赤数,大便秘结,则上下阻隔矣。此能去热止痛,热火下降,而三焦无阻隔之虞。每用三钱,清茶临卧时服。

源自《饲鹤亭集方》。

方药组成:黄连,黄芩,黄柏,山栀,大黄,连翘,姜黄,玄参,薄荷,归尾,菊花,葛根,川芎,桔梗,天花粉。

河间地黄丸

刘河间 ①曰:中风瘫痪,非肝木之风,实心火暴甚,肾水虚衰,不能制故也。今舌暗不能言,足废不能行,则痰涎上涌,面赤烦渴,水与火俱不归元,名曰风痱症。故制地黄丸以温之。和脏腑,通经络,安脾秘气,温肝固肾,使水火相交,精气渐旺,而风火自息矣。每用淡盐汤送服三四钱。

源自《小儿药证直诀》卷下,地黄丸。亦名:补肾地黄丸、补肝肾地黄丸、六味地黄丸、六味丸。

方药组成:熟地黄,山萸肉,干山药,泽泻,牡丹皮,白茯苓(去皮)。

附注:补肾地黄丸(《幼幼新书》卷六引《集验方》),补肝肾地黄丸(《奇效良方》卷六十四),六味地黄丸(《正体类要》卷下),六味丸(《校注妇人良方》卷二十四)。

黄连阿胶丸

痢由湿热内蕴而生,治痢者不审病之虚实,徒执常法,是不知变通之法也。乃冷热不调,下痢赤白,里急后重,脐腹疼痛,口燥烦渴,小便多涩,宜服是丸。则行血调气,血行而痢自愈,气调而后重自除。空心每用米饮汤送服二钱。

源自《饲鹤亭集方》。

---

① 刘河间:(约 1120—1200)即刘完素。金代医学家。字守真。河北河间人,故人称刘河间,自号通玄居(处)士。金元四大家之首,寒凉派的创始人,温病学的奠基人之一。

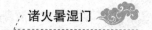

方药组成:黄连,阿胶。

河间舟车丸

人以血气为运行,若气血两亏,则脾伤,脾伤则肝亦伤,故有肿胀之病。乃阳水肿胀,形气俱实,口渴面赤,气粗腹硬,大小便闭,皆足太阳症也。刘河间制是丸,能通行十二经之水,使水行而气亦行,疏肝泄肺,脾斯运矣。用开水送服二钱。

源自《袖珍方》卷三引《太平圣惠方》,舟车丸。亦名:舟车神祐丸、净腑丸、神祐丸。

方药组成:大黄,甘遂(面裹,煮),大戟(醋炒),芫花(醋炒),青皮(去白),槟榔,陈皮(去白),木香,牵牛头末,轻粉。

附注:舟车神祐丸(《医学纲目》卷四引河间方),净腑丸(《医宗金鉴》卷三十),神祐丸(《女科切要》卷二)。《丹溪心法》无轻粉。

九制大黄丸

陈修园曰:大黄色正黄而臭香,得土之正气正色,故专主脾胃之病。今有血瘀而闭,则寒热交加,腹中块结,则癥瘕积聚,以及留饮宿食,脏腑难安,非得此而荡涤肠胃,安能调中化食。申明其九制之功,诚推陈而致新也。服之而五脏安和矣。

源自《饲鹤亭集方》。

方药组成:大黄不拘多少(酒拌,九蒸九晒)。

冰梅上清丸

口舌为饮食之门，声音呼吸，皆出于此，一身之性命，关系为甚大也。乃肝热心热，发而生疮，以致咽喉皆肿，或劳役过甚，或房欲无度，或费心忧愁，俱发于口舌，急宜清音祛火为主。此丸乃顺气消热，清顺上焦之剂也。临卧时噙化一丸。

源自《丹溪心法附余》卷十一，上清丸。

方药组成：百药煎，薄荷（净末），缩砂仁，片脑，玄明粉，甘松，桔梗，诃子，硼砂，寒水石。

六合定中丸

时邪袭人，外感凉暑，或四时瘟疫，或秋夏秽气，人触之，或发为霍乱，则时吐时泻，胸闷恶心，头腹皆痛，或发为疟痢，则乍寒乍热，搐搦惊狂，下泻作辍，小儿受之，则发热烦躁，吐乳惊悸。今服此以定中，而六合之运行得其常也。引单列后：

四时瘟疫，姜汤下。中暑，冷水下。

霍乱转筋，阴阳水下。疟疾，姜汤下。

痢疾肠鸣，开水下。秋夏秽气，黑豆汤下。

胃口不开，滚汤下。小儿惊风，薄荷汤下。

老幼饮食伤，莱菔子汤下。

男妇胃口疼痛，吴茱萸汤下。

小儿发热吐乳，山楂、灯心汤任下。

妇人产后恶露不净，红花、灯心、黑山楂汤任下。

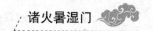

心口饱胀,呕吐,头痛发热,姜汤下。

源自《医方易简》卷四。

方药组成:苏叶,藿香叶,香薷,木香(另研),赤茯苓,生甘草,木瓜,檀香(另研),羌活,枳壳,厚朴(姜汁制),柴胡。

藿香正气丸

夏日烈烈,为太阳之亢气。人每于贪凉饮冷后而受之,发为霍乱,或呕吐泻利,四肢厥冷,腹痛头痛,变痧变疟,皆不正之气触于人也。宜用利气之品,俾培其中气,而不正之气自消。每服三钱,温茶送下。戒饮粥汤食诸物,慎之慎之。

源自《太平惠民和剂局方》卷二(续添诸局经验秘方),藿香正气散。亦名:正气散、藿香正气汤。

方药组成:大腹皮,白芷,紫苏,茯苓(去皮),半夏曲,白术,陈皮(去白),厚朴(去粗皮,姜汁炙),苦梗,藿香(去土),甘草(炙)。

附注:正气散(《伤寒全生集》卷二),藿香正气汤(《医宗金鉴》卷五十三)。本方改为丸剂,名"藿香正气丸"(见《饲鹤亭集方》)。

蟾酥痧气丸

蟾蜍,即癞蟆也,产于水田之间。取其眉间白汁,谓之蟾酥,气味辛温,按法制之,和入他药任其取用。凡春夏之交,天地郁蒸之气,流行世间,即为秽邪。人触之即成痧,或猝然腹痛,头昏目眩,绞肠刺胸,吊脚缩筋,霍乱吐泻,四肢厥冷,不省人事,以及山岚瘴毒,皆阴阳戾气。每服七丸,凉茶送下。轻者一服,重则三服。救急安危,实大功效,毋轻视之。

源自《青囊秘传》,痧丸。亦名:灵应痧药方、痧药丸、痧气丸、灵宝如意丹。

方药组成:苍术(米泔水浸),明天麻,麻黄,雄黄,朱砂,麝香(后入),丁香,大黄,蟾酥(烧酒化),甘草。

附注:灵应痧药方(《慈禧光绪医方选议》),痧药丸、痧气丸(《全国中药成药处方集》北京方),灵宝如意丹(《全国中药成药处方集》沙市方)。

黄病绛矾丸

劳伤之人,脾胃必虚,而后湿郁热蒸,黄色成矣,是谓黄病,即黄疸也。此湿热壅遏所致,其腿足必浮肿,其腹内有痞块形,又兼之肠红者。今用朴术甘陈,以消其食积,绛矾以退肿去风,则寒热消,而黄无不息。每用米饮汤送服三钱。

源自《重订广温热论》卷二,绛矾丸。亦名:黄病绛矾丸。

方药组成:皂矾(面裹烧红),杜苍术,真川朴,广皮,炒焦甘草。

附注:黄病绛矾丸(《全国中药成药处方集》杭州方)。

纯阳正气丸

专治感冒寒湿痧暑。皆由贪凉、受热所致,发为上吐下泻,腹中绞肠疼痛,四肢厥冷,气闭脉伏,霍乱转筋,俗名吊脚痧。一切急症,每服五分,用阴阳水送下,重症加倍。并治水泻疟痢等症。孕妇虚弱者,慎勿轻服。收藏慎燥,不可泄气。

源自《饲鹤亭集方》。

方药组成:藿香,肉桂(桂枝可代),陈皮,半夏,公丁香,小茴香,紫苏,云苓,制茅术,生白术,八宝红灵丹。

按古二十四制清宁丸(一名青麟丸)

肠胃,饮食留宿之处也。上下流通,无有窒滞。若脏腑积聚,则饮食不化,以致寒热交作,头目昏痛,牙肿骨蒸,作疟作痢,霍乱吐泻,肠风痔疾,大小便血,或成癥瘕,以及小儿惊痫,寒热客忤,妇人经水不调,崩中赤白。凡一切痈疽疮毒,四时不正之气,无论老幼,服之灵验。本堂制法讲究,用药制次,无紊乱亦无欠缺,必按古法廿四次,然后听用。大凡药之应验,视其制法之精致耳。惟有识者自领之。

源自《续名医类案》,青麟丸。亦名:秘制清宁丸。

方药组成:绵纹大黄(先以淘米泔浸半日,切片晒干,再入无灰酒浸三日,取出,晒大半干,第一次用侧柏叶垫甑底,将大黄铺上,蒸一炷香久,取起晒干,以后每次俱用侧柏叶垫底,起甑定气不用;第二次用绿豆热浓汁,将大黄拌透,蒸一炷香,取出晒干;第三次用大麦熬浓汁拌透,照前蒸晒;第四次用黑料豆熬浓汁拌透;第五次用槐条叶熬浓汁拌透;第六次用桑叶;第七次用桃叶;第八次用车前草;第九次用厚朴;第十次用陈皮;十一次用半夏;十二次用白术,十三次用香附;十四次用黄芩;以上俱如前煎汤浸透蒸晒,第十五次用无灰酒拌透,蒸三炷香,取出晒透)。

附注:秘制清宁丸(《全国中药成药处方集》吉林方)。

海脏消暑丸

长夏炎蒸,湿土司令,故伏暑气者必发热,而后烦渴头痛,脾胃停积,或吐或利,悉由湿胜则气不得舒也。此丸不治其暑,而治其湿,能行水和中,解热开胃,则暑湿之气,降从小便,而烦渴自止,服之神妙。

源自《普济方》卷一一七,消暑丸。

方药组成:醋煮半夏,酒煮黄连,枳壳(净,炒),茯苓。

千里水葫芦丸

按诸葛武侯,五月渡泸,深入不毛,恐军士冒暑烦渴,口燥舌干,因制此丸,分给众军以止渴。今人三焦有热,心火上炎,咽喉不利,声音不清饮水不已者,皆冒暑烦渴之病也。此丸出自孔明,传至于今,可以润燥生津,可以利咽清音。夏月出行,随身佩之,嚼化咽下,即千里不渴也。倘行数十里渴时吞之,津液生矣。切忌熏火燥热之物。

源自《鸡峰普济方》卷五,水葫芦丸。

方药组成:百药煎,甘草,乌梅肉,白梅肉,人参,干葛,麦门冬,紫苏叶。

附注:《古今医鉴》无"紫苏叶"。

当归龙荟丸

肝属风木,主怒主惊。肝胆之火盛,故搐搦惊狂,目眩耳鸣;心脉侠咽,则肺热咳嗽;肾脉贯膈,则肠胃躁涩;甚至两胁小腹,皆相引而痛。诸经之火,亦相因而起,其为病不止一端矣。此丸能和血补阴,是先平其甚者,而诸经之火渐平,斯行气通窍之妙剂也。然非实火不可轻投。有盗汗者,亦兼治之。每清晨开水送服一二钱。

源自《医略六书》卷十八,当归龙荟丸。

方药组成:当归,大黄,龙胆草,芦荟,黄连,青黛,黄芩,木香,黄柏,栀子。

镇癫宁心丸

刘河间曰:癫狂之症,是热症也。其原由于肝实多怒,心热多喜而来,甚至错乱妄为,大呼大叫,自言自语,非痰迷心窍不至此。是丸能调和脏腑,定魄安魂,则志气镇而心神宁矣。如羊头癫疯,不省人事之症,亦兼治之。每用滚汤送服三钱。

见载于《北京市中药成方选集》。

方药组成:节菖蒲,陈皮,枣仁(炒),黄芩,礞石(煅),乳香(炙),没药(炙),白术(炒),蒌仁(炒),生地,白附子(炙),当归,牙皂,法半夏,南星(炙),远志(炙),天麻,僵蚕(炒),黄连,白芍,甘草,茯苓,人参(去芦)。

肠风槐角丸

肠风之血,其毒在脏,出于肠藏之间,至漏泄大肠,则为痔漏,其热火必盛。《针经》有曰:"阴络伤则血内溢而便溺",即此谓也。此能祛风清毒,解热润脏,宽肠利气,效斯见矣。每用开水米饮,任服三钱。

源自《鳞爪集》卷二。

方药组成:槐角,地榆,黄芪,当归,川芎,阿胶,升麻,生地,条芩,连翘,秦艽,防风,白芷,川连。

三丰伐木丸

脾土衰弱,肝木易旺,则木来克土,而心腹胀满,外发黄肿,如土色状。上清金蓬头祖师,见世人多受此病,即传此伐木丸,能助其土以益其元,而木伐矣。此张三丰仙传方载之,故传之于今,益人非浅。每服二钱,好酒、米饮汤任送。

源自《本草纲目》卷十一引《张三丰仙传方》,伐木丸。亦名:阴骘丸、三丰伐木丸。

方药组成:苍术(米泔水浸两宿,同黄酒面曲四两炒赤色),皂矾(醋拌晒干,入瓶,火煅)。

附注:阴骘丸(《医学入门》卷七引周益公方),三丰伐木丸(《中国医学大辞典》)。

治痔脏连丸

痔疮一证,有内外痔之分。治外痔易,治内痔难。其或过食而积湿热,或久坐而血不行,或因七情过伤,或因酒色过度,肠胃气滞,以致浊气瘀血流注肛门,则举发便血,痛痒皆作,坠重刺疼。将此丸每空心送服四钱,温酒下之。久服除根。如犯房事怒气,不但无效,且永不愈。

见载于《全国中药成药处方集》(杭州方),治痔脏连丸。

方药组成:川黄连,公猪大肠。

制备方法:将黄连研细,装入肠内,两头用线扎紧,加酒,以猛火煮烂为丸。

胡氏痧气夺命丸

治痧胀腹痛,霍乱转筋,厥冷脉伏,神昏危急,及受温暑瘴疫、秽恶阴暗诸邪,眩晕痞胀,昏狂遗溺,舌强不语,或狂痫谵语,并治小儿惊痫,角弓反张,牙关紧闭。用丹少许,吹鼻取嚏。重者凉水调服一分,小儿减半,孕妇忌服。

源自《谢利恒家用良方》,痧气丸。

方药组成:苍术(米泔浸),锦纹大黄,真蟾酥(好烧酒化),明天麻,辰州朱砂(研细水飞),腰黄,生矾,麻黄(去节,细锉),木香,当门子,月石。

又方:源自《青囊秘传》,痧丸。亦名:灵应痧药方、痧药丸、痧气丸、灵宝如意丹。

方药组成:苍术(米泔水浸),明天麻,麻黄,雄黄,朱砂,麝香(后入),丁香,大黄,蟾酥(烧酒化),甘草。

附注:灵应痧药方(《慈禧光绪医方选议》),痧药丸、痧气丸(《全国中药成药处方集》北京方),灵宝如意丹(《全国中药成药处方集》沙市方)。

钱乙泻青丸

肝属木,木之发荣在于春,故时医每有肝常有余之说。其入少阳经也,实则多头痛目赤,郁则多心中烦躁,故血虚则肝燥,肝燥则多怒多惊,坐卧不安,筋痿不起,火炽风淫,不易平也。则必用直入厥阴之药,抑其怒而折之使下;搜风散火之剂,从其性而升之于上。一泻一散一补,同为平肝之法,故曰泻青。

源自《小儿药证直诀》卷下,泻青丸。亦名:凉肝丸、泻肝丸。

方药组成:当归(去芦头,切,焙秤),龙脑(焙,秤),川芎,山栀子仁,川大黄(湿纸裹煨),羌活,防风(去芦头,切,焙,秤)。

附注:凉肝丸(《世医得效方》卷十一),泻肝丸(《普济方》卷三六二);本方改为汤剂,名"泻青汤"(见《痘疹一贯》);改为散剂,名"泻肝散"(见《赤水玄珠》)。

八宝红灵丹

四时有不正之气,人触之则中暑中热,是为时疫。至当酷暑之时,人触之则为霍乱,或吐或泻,或发为痧。其最重为绞肠痧,吊脚痧,昏沉胀闷,上下不通,四肢厥冷,六脉皆伏,针刺无血者,危险异常。服此最为神效。小儿酌减。引单列后:

发背疔疮,无论初起及已溃走黄者,均可敷贴,能消肿去毒。

蛇头疔,用鸡蛋敲孔入药,套指即愈。

喉症、汤炮伤、火伤、刀伤、毒物咬,并不服水土者,吹服调敷,应验如神。

痢疟,于将发先一时,调服一二分。倘日久疲乏者,减半贴脐,勿服。切忌食姜。孕妇亦忌。

源自《应验简便良方》卷下。

方药组成:真豆砂(要明亮好),明雄黄(老色),西月石,青礞石(煅红,用米醋淬7次),真神金(顶好),西血珀,当门子,大梅片。

太乙紫金锭（一名玉枢丹，一名万病解毒丹）

昔太乙真人，悲悯世人，出神丹以济世。凡有暴险怪症，难痊沉疴者，俱可服此，遂以此方传世。此能利关通窍，散毒消疽。凡仕商远游者，舟车宜佩。本堂于每年端午、七夕、重阳日，净室焚香，虔诚修合，念太乙真人救世之苦心云耳。兼治引单，附列于下。

治无论饮食、药毒、虫毒，以及山岚瘴气、河豚、菌蕈、死马、死牛等毒，用冷水磨服，吐泻即愈。

治骤中癫邪、狂乱、猪羊痰痫、筋脉挛伏、骨痛风痹，俱用无灰酒磨服。

治瘟疫邪毒、心闷狂言、胸膈壅胀、四肢厥冷、喉风锁闭、肠疝滞痛等症，用薄荷汤磨服。

治身上恶疽、疔疮、发背、瘰疬、乳毒、丹疯、赤肿，并一切无名恶毒，无灰酒磨服，并用水磨涂患处。即消疔疮，用葱头汤服取汗。

治中风痰壅、牙紧神昏，以及白痢，姜汤磨服。邪疟，酒磨服。赤痢，冷水磨服。

治霍乱吐泻，绞肠心痛，以及缢溺惊魇，如气未绝者，用姜汤磨服。

治蛇蝎、蜈蚣、蜂毒，汤火伤，以及疯犬、疯兽伤，刀伤，用东流水磨服，并敷患处。

治小儿痰壅惊风、五疳五积、黄肿疮瘤，用薄荷汤磨服。妇女经闭，红花汤磨服。鼓胀噎嗝，用麦牙汤磨服。

时行瘟疫，家内常焚此丹，不至染受。

以上照单引取服，奏效甚速，应验甚神。忌服甘草。孕妇亦忌服。

源自《丹溪心法附余》卷二十四,太乙神丹。亦名:追毒丹、紫金丹、万病解毒丹、紫金锭、加减解毒丸、太乙玉枢丹。

组成:雄黄一两,文蛤(一名五倍子。捶碎,洗净,焙)三两,山慈姑(去皮,洗净,焙)二两,红芽大戟(去皮,洗净,焙干燥)一两半,千金子(一名续随子。去壳,研,去油取霜)一两,朱砂五钱,麝香三钱。

附注:追毒丹、紫金丹(原书同卷),万病解毒丹(《疮疡经验全书》卷十三),紫金锭(《片玉心书》卷五),加减解毒丸(《证治准绳·疡医》卷五),太乙紫金丹(《外科正宗》卷二),神仙紫金锭《济阴纲目》卷九十,太乙紫金锭(《医宗金鉴》卷六十六),玉枢丹(《麻科活人全书》卷四),千金解毒丸(《霉疮证治秘鉴》卷下),太乙玉枢丹(《慈禧光绪医方选议》)。

九转灵砂丹

大凡真阴亏者,其病易受。或风邪所感,或鬼邪相侵,神昏颠倒,必致发热咳嗽,泛而为痰,头晕吐逆,沉寒锢冷,而阳虚欲脱。此丹能验邪安神,调济阴阳,清脏腑而助元气。今制此灵砂,诚如炼九转丹,功成非易,服之亦应验甚神。每用米饮汤,送服二三十丸。

源自《灵药秘方》卷上。

方药组成:朱砂,倭硫。

诸葛行军散

昔武乡侯之行军也,登高跋涉,艰苦备尝。李白诗:"山从人面起,云傍马头生。"此蜀道也。五月渡泸,深入不毛,此征蛮也。是时山岚水毒,蒸气难闻,万马千军,秽邪易受。武侯恐军中受湿热之伤,用佩身应仓卒之疾。凡一切昏眩闷胀之邪,涣然冰解,即吊脚绞肠之症,倏尔雪消。眼肿点眼角,喉痛吹喉中,无论口疳口疮,或吹或涂,无乎不可,其响应可立待也。珍之宝之。

源自《奇方类编》卷下。

方药组成:绿豆粉,麻黄(去节),干姜,陈皮。

又方:源自《霍乱论》卷下,行军散。亦名:武候行军散、诸葛行军散。

方药组成:西牛黄,当门子,真珠,梅片,硼砂,明雄黄(飞净),火硝,飞金。

附注:武候行军散(《感证辑要》卷四),诸葛行军散(《方剂学》);《方剂学》:本方原用飞金,取其重镇安神之效,上海、南京等成方配本均改用"姜粉";《中国药典》1977 年版亦去飞金改姜粉,如此则具有降逆和中作用,增加辟秽解毒之功;但姜粉性味辛热,因此对口疮咽痛,风热障翳者,不宜使用;又《北京市中药成方选集》有干姜粉一钱,薄荷冰一分。

痧气卧龙丹

涉水登山,难免湿瘴,空房行路,多有秽毒。人之猝然仆地,霎时神昏者,皆不正之气有以感之。或寒暑中伤,心烦腹闷,用入鼻孔,即能气爽神清。若痧重而性命危险者,用麦竿或芦管连吹数次,即可回生,无不应验。以及小儿惊风,亦应效如神。凡人当热暑,无论居家远出,随身佩之,勿令泄气。即施送救人,功德无量。幸勿以寻常痧药视之也。孕妇宜忌。

源自《卫生鸿宝》卷一引《绛囊撮要》,卧龙丹。

方药组成:犀黄,麝香,冰片,蟾酥,闹羊花,猪牙皂,细辛,灯草灰(取法:截竹筒将灯心装满捶结,塞口,糠火内煨存性,去竹取灰用),金箔。

万应平安散

盛夏行路,亢暑逼人,或空心受秽气,或多汗饮冷水,以致寒热交争,痧胀腹痛。或发疟疾,或中霍乱,或绞肠吊脚,又或头目昏暗,心口闭闷,四肢厥冷,不省人事,痰厥冷厥等症,发之甚速,以及小儿急惊,皆可吹入鼻孔,应效如神。若遇慢惊,切不可服。凡居家出游者,宜多佩在身,可行方便。孕妇忌服。

源自《济急丹方》卷上,平安散。

方药组成:雄黄,朱砂,生硝(腊月提透者更妙),冰片,麝香,荜茇,明矾。

润肠丸

大凡风结者气滞,故大便秘涩;血结者血虚,故津液不足,此肠胃火伏,所以饮食不思。李东垣制此丸,为润肠胃之要剂也。搜风以散邪,则气不滞;活血以润燥,则津液生。破其结,通其幽,则窍自然而通利。每服百丸,滚水送之。

源自《脾胃论》卷下。

方药组成:大黄(去皮),当归梢,羌活,桃仁(汤浸,去皮尖),麻子仁(去皮,取仁)。

神效济生散

长夏炎蒸,湿土司令,故暑必兼湿。悉由脾胃受湿,则必霍乱吐泻,发热饱闷,绊痧绞肠,无论男妇老幼,皆有之也。此能通气止血,消闷去痰,推陈致新之妙剂也。用清茶送服五分,老幼以及虚人,减半服之,重则加倍。

见载于《中国医学大辞典》。

方药组成:北细辛,广木香,香薷,广郁金,降香。

冰梅丸

咽喉之处,尤为危急。呼吸之所通,饮食之所需,关系甚大,害人迅速。乃风火为灾,顷刻而痛难忍,须臾而痛方腾,小舌破垂,大舌浮肿,痰涎壅塞,形势危笃。此喉风、喉癣、喉痹,单双蛾之证也。宜用此丸噙口下之。

源自《摄生众妙方》卷九。

方药组成:大南星(鲜者,切片),大半夏(切片,鲜者最佳),皂角(去弦净数),白矾,盐,桔梗,防风,朴硝。

附注:《喉科紫珍集》无大半夏,有山豆根四两。

驻车丸

古今治痢,皆曰热则清之,寒则温之,初起热盛则下之,无汗则表之,小便赤涩则分利之。大凡痢疾每起,于暑天之郁热,而又感以水湿雨露之气,红白相间,如血如脓,欲下而不能,欲止而不得,一日夜数十次,多至百次,坐立不安,气息奄奄,此痢之概也。有名医出,行血则脓血自止,调气则后重

自除。可以拯斯人之疾苦者,其在斯奇方乎? 每用开水送服
二三钱。

源自《外台秘要》卷二十五引《延年秘录》。亦名:小连
丸、小驻车丸。

方药组成:黄连,干姜,当归,阿胶(炙)。

附注:小连丸(《幼科类萃》卷八),小驻车丸(《医学入
门》卷六)。

又方:源自《集验良方》卷三。

方药组成:川连(酒炒),当归(酒洗),乌梅肉,真阿胶
(蛤粉炒珠),炮姜。

神术散

外感寒邪,内伤生冷,以致发热风蒸,脾泄肠风。陈修园
曰:川芎甘草温家尝,神术名汤得意方。自说法超麻桂上,可
知全未梦南阳。谓春伤于风,邪气流连,至夏而脾泄肠癖者。
王海藏常云:以此治之,旨在养津,可代麻黄汤、桂枝汤,亦张
南阳之法也。惜未梦见之耳。每用滚汤送服三钱。

源自《杨氏家藏方》卷三。

方药组成:苍术(米泔浸一宿),藁本(去土),香白芷,羌
活(去芦头),细辛(去叶土),甘草(炙),川芎。

附注:本方改为汤剂,名"神术汤"(见《张氏医通》卷十
三);改为丸剂,名"神术丸"(见《中国医学大辞典》)。

胡氏辟瘟丹

本堂主人,施送诸痧药,已多历年所,惟辟瘟丹为最。数

年以来,流传至广,几遍环区焉。夫瘟疫一证,天地不正之气也。受染于人,为害甚烈。我主人思此疫之害人甚毒,无以辟之,则必集辟瘟之药,配君臣佐使,调济阴阳,五脏六腑之有受此毒者,宜猛辟之。此丹药味甚众,珍宝之品居多,故名曰辟瘟丹。其灵验如神,人人共晓。引单列后:

治时行痧疫初起呕急,服一锭,重者倍服,立止恶心。

治霍乱转筋、吐泻、绞肠腹痛、诸痧及急暴恶症,急服二锭。如症重不能骤解,再加服,以胸膈宽舒为度。

治中风、中暑、中痰,卒然倒地、不省人事,急服一二锭,以开口为度。

治瘄疹初起、烂喉瘾疹,其效如神,重者倍服。

治伤寒,疟疾初起。

治肝胃疼痛、久积哮喘、呃逆、心腹胀满、周掣痛、二便不通。

治妇女腹中结块、小儿惊痫、十积五疳。痘后余毒,敷患处,已有头者,圈头出毒。

治山岚瘴疠、虫毒、各种癖块。

治各种无名肿毒,醋磨敷患处。

此丹每服一锭,重者倍服,小儿减半。用开水或绍酒调服。周岁内婴儿,磨一二分,用开水灌下。如急暴恶症,不限锭数。

凡秋夏感症,服之无不应手立效。取汗吐下,三者得一为度。若疑信参半,服之过少,药力不足,则自误也。

此丹攻病之力极大,并不伤元。体气虚弱之人,乘其初起,元气未漓,急服立效。倘迟延多日,邪气入里,正气已亏,神昏自汗,则宜斟酌。

此丹香味甚重,孕妇三、四个月,胎气不足,忌服。如月分足,胎元实者,遇此急症,不妨酌服。

此丹卫生之至宝,救急之神丹。斋戒焚香,虔诚修合,志在济人。丹内并有经咒,贵客赐顾者,宜珍藏之。毋使泄气,幸勿秽亵。

源自《良方集腋》卷上,太乙救苦辟瘟丹。亦名:太乙救苦丹、卢祖师解毒辟瘟丹。

方药组成:麻黄(去根节,晒,取净末),升麻(焙,取净末),广藿香(不见火,晒,取净末),广陈皮(新会者佳,焙,取净末),绵纹大黄(炒,取净末),山慈菇(处州产而有毛者真,去毛,焙,取净末),广木香(不见火,取净末),山豆根(去芦根,焙,取净末),饭赤豆(焙,取净末),鬼箭羽(炒,取净末),千金子(新者佳,去壳,去油,取净霜),雌黄(千叶者佳,水飞,取净末),川乌(煨,去皮脐,晒干,焙,取净末),麝香(研,去皮渣,不见火,取净末),杜苏叶(晒,取净末),桔梗(焙,取净末),明雄黄(老坑者佳,水飞,晒干,取净末),金银花(晒,取净末),香附(炒,取净末),川五倍(焙,取净末),苍术(真茅山者佳,米泔浸三日,晒,取净末),大半夏(滚水泡七次,姜矾制,晒,取净末),紫丹参(焙,取净末),劈砂(辰州产瓜仁面者佳,水飞净,晒干,取净末),红芽大戟(去净骨,杭州产者佳,焙,取净末),北细辛(去叶泥,净,不见火,取净末),滑石(水飞净,取净末)。

附注:太乙救苦丹、卢祖师解毒辟瘟丹(《卫生鸿宝》卷一)。

秘授霹雳丸

疟之一症,《内经》论之最详。其寒热往来,起自少阳。张仲景有曰:疟病脉多弦,弦数者多热,弦迟者多寒。要不外少阳求治耳。此丸半表半里,调荣卫之偏,和阴阳之逆,寒热退而津液生矣。用开水每服三钱。

见载于《中国医学大辞典》,霹雳丸。

方药组成:常山,当归,槟榔,桂心,甘草(炙),枸杞子,秦艽,穿山甲片(炙),厚朴,陈皮,羌活。

三阴疟疾膏

古云无痰不成疟,阴阳不和则疟作。凡四日两头班,谓之三阴疟疾,男妇老幼皆有之。此在五更时,于病未发,将药放入脐中,以膏贴之,用暖手揉之百转,然后安睡。至晨方食,不可过饮茶汤。发食宜忌,孕妇亦忌服。

源自《饲鹤亭集方》。

方药组成:常山,槟榔,法半夏,南星,附子,炮姜,芥子,麻油。

神效嗅鼻散

风热之气,流行天下,强实者能抵当之,故不受,而虚弱者染之。故有头晕目眩,口吐水涎之病,以致胃隔而唾,如暑热翳障皆是也。此散嗅于鼻内,能令热气散而翳障消,药力至而效见也。

救急雷公散

专治霍乱吐泻、吊脚等痧。将此散纳入脐中,外贴膏药一张,无不立愈。重则须药上,加生姜一片,用艾灸七壮。此救急之神方也。每服二分,小儿减半,孕妇忌用。

见载于《中国医学大辞典》。

方药组成：藿香，细辛，雄黄，朱砂，青木香，半夏，贯众，桔梗，防风，薄荷，陈皮，苏叶，生甘草，猪牙皂角，枯矾。

又方：见载于《全国中药成药处方集》（杭州方）。

方药组成：硫黄（制），吴茱萸，母丁香，肉桂，麝香。

胡氏神效如意保和丸（一名八宝丸）

阴阳反错，冷热交争，受湿触秽，中恶中暑，恶心霍乱，胸膈饱闷，及绞肠痧胀等症，藿香砂仁老姜汤下。

口噤流涎，牙关紧闭，手足麻木，一切中痰中风等症，姜汁竹茹汤下。

伤寒邪毒未发，及时行瘟疫，疹斑不达，葱姜汤和酒下。并宜焚烧炉内，可免时疫传染之患。

急中颠邪卒倒，昏迷不省，及自缢落水，心头微暖，并惊吓、鬼迷、鬼交、五绝等症，桃仁青葱汤下。

小儿五疳五痫，急慢惊风，钩藤薄荷汤下。

赤白痢疾，灯心老姜汤下。噤口痢，石莲子汤下。水泻，车前子汤下。

妇人经闭，红花桃仁汤下。产后小腹胀痛，厚朴炮姜汤下。

冒寒肝气，心腹疼痛，良姜砂仁汤下。偏坠疝气，小茴香汤下。

山岚瘴气，及中河豚、野菌、狐蛊、死畜等毒，山豆根汤下。

风火牙疼，将药研细擦患处。偏正头风，将药研末入薄荷油少许，敷太阳穴。

蜈蚣、蜘蛛、犬咬、蛇伤、蝎螫等,一切毒虫噬齿,新汲水调涂立愈。

治无名肿毒,杨梅瘰疬,一切恶疮疔毒,葱姜汤下,取汗即退,外用无灰酒调涂患处,立消,如已溃敷于四围。乳痈初起,米醋化涂神效。

跌扑损伤,闪腰挫气,松节煎无灰酒服,并将药研细,用膏药贴痛处。

凡六畜中疫,将药研细,和葱姜汤灌下救之。

以上诸症,轻者二三服,重者四五服,每服十丸,照各条汤饮送下。如病重不省人事,将此丸并本堂卧龙丹一分,和汤饮灌下,立可回生。其药性味和平,功能造化,凡家居远出,皆宜珍藏。勿令泄气,以备不虞。孕妇忌服。此系世授奇方,选药道地,按法虔制,效验如神。

源自《丹溪心法》卷三,保和丸。

方药组成:山楂,神曲,半夏,茯苓,陈皮,连翘,莱菔子。

附注:《医学正传》引丹溪方有麦蘖面;《证治准绳·类方》引丹溪方有麦芽、黄连。

擦牙益笑散

专治心肝肾诸火牙痛。每日早晨擦之,其功神效。如能久擦,令人固齿杀虫。

见载于《中国医学大辞典》。

方药组成:桂圆,食盐,冰片。

妇科门

千金吉祥丸 …………… 145

调经种子丸 …………… 145

千金止带丸 …………… 146

种子济阴丸 …………… 146

千金保孕丸 …………… 147

补元调经丸 …………… 148

八珍益母丸 …………… 148

调经养血丸 …………… 148

四物益母丸 …………… 149

当归养血丸 …………… 149

大颗益母丸 …………… 150

妇宝宁坤丸 …………… 150

四制香附丸 …………… 152

速产兔脑丸 …………… 153

七制香附丸 …………… 154

妇科济阴丸 …………… 154

九制香附丸 …………… 154

内补养荣丸 …………… 155

妇科乌金丸 …………… 155

治带固下丸 …………… 156

女科八珍丸 …………… 156

艾附暖宫丸 …………… 156

九气心痛丸 …………… 157

毓麟保胎膏 …………… 157

乌鲗骨丸 …………… 158

人参回生至宝丹 …………… 158

柏子仁丸 …………… 160

滋阴至宝丸 …………… 161

毓麟丸 …………… 161

妇宝胜金丹 …………… 162

葱白丸 …………… 162

女科白凤丹 …………… 162

桃灵丸 …………… 163

失笑散 …………… 163

胡氏玉液金丹 …………… 164

千金吉祥丸

妇人之血热则流通，寒则凝滞。凡经闭之症，多由血积胞门，以致寒凝子宫，任脉不荣，冲脉少藏，瘀不能去，新不能生，故积年不孕也。此丸能去瘀生新，荣养冲任，八脉调和，暖宫温血，春夏之气，勃然而生。诚宜男第一方也。每用淡盐汤，送服四五钱。

源自《备急千金要方》卷二，吉祥丸。

方药组成：天麻，五味子，覆盆子，桃花，柳絮，白术，川芎，牡丹，桃仁，菟丝子，茯苓，楮实子，干地黄，桂心。

调经种子丸

经，常也。妇人经水，一月一行，谓之信水。常不失信，无有盈亏。方书以盈为热，亏则为寒，其理近似，然亦不尽然也。乃经寒无子者，脉迟腹痛，喜热畏寒，行经反常，子宫寒冷，气血两亏故也。此丸能调经养血，安神种子。久久服之，其血气渐回，经脉自通矣。空心每用淡盐汤，送服三钱。

源自《医学正印》卷下，经验调经种子丸。

方药组成：制香附，当归（酒洗），川芎，白芍药（酒炒），麦门冬（去心），川续断（酒洗），条芩（酒炒），牡丹皮，白茯苓，杜仲（盐水炒断丝），白术（陈壁土炒），牛膝（酒洗），人参（去芦），阿胶（蛤粉炒），小茴香（炒），艾叶（醋煮，捣烂作饼，新瓦烙干，研末），怀熟地，黑豆（炒去壳）。

又方：源自《摄生秘剖》卷三。

方药组成：当归（酒洗），川芎（微炒），白芍（炒），熟地黄,白术(土炒),白茯苓,人参,甘草(蜜炙),制香附,阿胶(炒珠)。

千金止带丸

妇人气血亏损,则有阴虚阳竭,荣气不升,冲气下陷,滞于下焦,故有带下之症。此丸补肝滋肾,以治血虚,清热收脱,以止带下,去瘀生新,其理千金不易也。空心每用滚汤,送服四五钱。

见载于《北京市中药成方选集》。

方药组成:香附(炙),椿根皮(麸炒),红鸡冠花,补骨脂(盐水炒),木香,白芍,杜仲(炒),白术(炒),砂仁,续断,青黛(上衣用),玄胡索(醋炒),小茴香(盐水炒),牡蛎(煅),人参(去芦),川芎,当归。

又方:源自《饲鹤亭集方》,调经止带丸。

方药组成:元参(生晒),白芍(土炒),杜仲(盐炒),茯神(辰砂拌),十大功劳子,阿胶(蛤粉炒),牡蛎,生地(晒干),制首乌,乌贼骨(漂煅),白螺壳,归身炭(酒炒),广橘白(盐炒),茜根炭(水炒),淡芩(水炒),川柏皮炭(水炒),冬术(土炒),白薇(水炒),川贝,柏子仁(水炒),制香附,知母(盐炒),天虫(炒),枣仁(炒),川芎(酒炒),鸡内金(炙脆),木香(煨),川连(酒炒),甘草梢(生晒),砂仁,芡实,莲肉。

种子济阴丸

调经养血之法,惟张仲景论之最详,今治疗家不外仲景之法。乃血气不足者,或趱前退后,或淋漓下带,或经脉转时,少腹作痛,或气滞血凝,及行时腹痛,悉由脏腑空虚,以致寒不成孕。此丸能顺气补血,调经济阴,则子宫暖矣,胎孕受矣。取效甚速,珍宝视之。空心每用米饮汤,送服三四钱。

源自《古今医鉴》卷十一,济阴丸。亦名:种子济阴丹、种子济阴丸。

方药组成:香附米(一分醋浸,一分米泔浸,一分酒浸,一分童便浸,各浸三日,焙干为末),益母草(忌铁器),艾叶(醋煮),阿胶(蛤粉炒),熟地黄(酒洗过,姜汁炒),川芎,当归(酒洗),白芍药(盐酒炒),陈皮(去皮),白术(土炒),半夏(汤泡,姜汁浸,香油炒),白茯(去皮),甘草(炙),条芩(炒焦),丹皮(酒洗),吴萸(汤泡),玄胡索,小茴香(盐酒炒),没药,续断(酒洗),麦冬(去心)。

附注:种子济阴丹(《回春》卷六),种子济阴丸(《医学正印》卷下)。

千金保孕丸

妇人之血,无孕时则为经水,有孕时则聚之以养胎,积之而为乳。若经水忽下,其先必腰背酸痛,是谓漏胎,以是丸治之,则可免坠漏之患矣。若气血本亏,时有头昏目眩,寒热往来,胸闷食少者,亦兼治之,是谓千金保孕。每用开水送服三钱。

源自《寿世保元》卷七,千金保孕丹。亦名:千金保孕丸。

方药组成:当归(酒洗),熟地黄(酒蒸),人参,白术(去芦,炒),条芩,陈皮,香附子(童便浸),续断(酒浸),杜仲(盐,酒炒)。

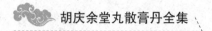

附注：千金保孕丸（《仙拈集》卷三）。

补元调经丸

冲任为经脉之海，若无损伤，则血充经调，精元常足矣。乃劳动过甚，心肾两亏，冲任之气虚，安能约制经血。故元愈虚，而经愈不调，或经来涩少，一二日而即止者，或经来紫赤，宫寒而难成孕者。此丸安神补水，则元自足；益血养气，则经自调，诚补元调经之妙剂也。每服三钱。

源自《女科秘要》卷三，调经丸。

方药组成：三棱，蓬术，川归，白芍，生地，熟地，玄胡，白茯苓，川芎，砂仁，乌药，香附，大茴香，小茴香。

八珍益母丸

《内经》云：精不足者补其味。凡妇人脾胃素弱，中气必虚者，精不足也。乃有少腹胀满，刺痛无时，瘦不成孕，皆由气乏血干，赤白带下，故精神倦怠，经脉转时，乍痛乍止，水不尽下。宜久服此，则新血渐生，精气渐足。所谓通血脉，调经水，暖子宫之良药也。每服三钱，蜜汤、黄酒任送。

源自《古今医统大全》卷八十四。

方药组成：益母草（不见铁器，只用上半截带叶者），人参（去芦），白术（土炒），茯苓（去皮），炙甘草（去皮），当归（酒洗），川芎，白芍药（醋炒），熟地黄（酒洗）。

调经养血丸

调经之法，在于补血。如气血虚损，则有凝滞之病，或经至惩期,或带下赤白,其难于得子者,皆因阴衰故也。此丸能益血补气,月事调匀,阴阳和而万物生矣。每用陈酒、开水,任送三钱。

源自《回春》卷六。

方药组成:香附(酒、醋、盐汤、童便各浸三日,取出炒),当归(酒洗),白芍(酒炒),川芎,生地黄(酒洗),茯苓(去皮),白芷,牡丹皮(酒洗),干姜(炒),肉桂,红花,桃仁(泡去皮),玄胡索,没药,半夏(香油炒),甘草(炙),小茴(炒),莪术(煨,醋炒),阿胶(蛤粉炒成珠)。

四物益母丸

朱丹溪曰:经水者,阴血也。将行而痛者气血滞,行后而痛者气血虚,因气而行成块者气血凝,若错经妄行则气乱,紫则气热,黑则热甚,色淡则气虚。妇人经血之病,不一而足。是丸主以生血为君,滋血为臣,敛阴为佐,通上下而行血中之气为使也。每服四钱,陈酒送下。凡产后一切恶血未尽者,皆可服之。

源自《饲鹤亭集方》。

方药组成:当归,川芎,赤芍,木香。

当归养血丸

妇人带病,皆由中土亏损,带脉不能收引,以致十二经脉,因而内陷也。乃或前或后,或赤或白,经来腹痛,子宫寒冷,难以成孕。当先补脾以养血,而十二经之气血,庶可行而有益也。每用开水送服三钱。

源自《饲鹤亭集方》。

方药组成：当归，白芍，茯苓，黄芪，香附，阿胶，生地，白术，杜仲，丹皮。

大颗益母丸

肝为风，心为火。妇人经水不调，或因肺受风火之邪，故有血闭不通之症，以致血少内热，生寒为痹，筋纵筋缩，难以受孕。此丸能令肝血足而风定，心血足而火息，则气血旺而经水调，育子延年，捷如响应。每用滚水送服一丸。

源自《绛囊撮要》，益母丸。

方药组成：益母草（不犯铁器，摘、碎，风干，为末），当归，川芎，赤芍，木香（忌火），清陈，阿胶（蛤粉炒）。

妇宝宁坤丸

萧慎斋①曰：按妇人有先病而后致经不调者，有因经不调而后诸病旋作者。如因病而后经不调，先当治病；若因经不调而后病，先当调经；俱宜审证。今制此丸，照引化服，立可见效。如用引一味与三四味者，共用六分，水一茶钟，煎至六七分，外加童便二三分，将此丸化开，隔水燉热服之。切忌大

---

① 萧慎斋：萧埙，字赓六，号慎斋。清代医家。槜李（今浙江嘉兴）人。长于治虚损、痨瘵等内科杂症。撰有《医学经纶》《中风症》，以及《女科经纶》，谓：妇女病四诊难尽，而妇女之病，莫重于月经、胎产、崩淋、带下等症。凡因病而经不调者，病祛则经自调；先经不调而后病者，调其经则病自愈。为妇科医家所推崇。

荤、气恼、生冷等件。

引列于后

血衰血败,经水不调,全当归生地黄汤下。

经水不调,桃仁红花归尾汤下。

大便下血,川黄连生地黄汤下。

大便结闭艰难,广陈皮汤下。

久痢脱肛,肉果诃子肉汤下。

小便不利,木通灯心汤下。

气血俱虚,麦门冬白归身汤下。

遍身虚肿,赤小豆打碎,煎汤下。

遍身胀痛,米饮汤下。

遍乳肿痛,蒲公英金银花汤下。

嗽喘,白杏仁敲碎,炙桑皮汤下。

咳嗽,款冬花、川贝母去心研碎,煎汤下。

赤白痢,连翘去心,煎汤下。

赤白带下,蕲艾、黑驴皮煎汤下。

求孕,白归身、白芍酒炒,煎汤下。

行经时身腰疼痛,防风羌活汤下。

气喘咳嗽,口吐酸水,遍身虚肿,两胁疼痛,动止无力,黄酒送下。

眼昏血晕,口渴烦躁,狂言乱语,不省人事,二便不通,或童便或薄荷汤下。

不思饮食,身体羸瘦,手足厥冷,骨节疼痛,用开水送下。

气喘急,苏子汤下。呕吐,淡姜汤下。

两胁痛,艾叶汤下。气疼,木香汤下。

泄泻,米饮汤送下。黄肿,灯心木通汤下。

胎前脐腹刺痛,胎动不安,下血,糯米汤化服。

胎前一切诸病,陈酒、童便任服。

胎动,下血不止,黑驴皮胶煎汤服。

临产数日前,服三四丸,以免产后诸疾,酒化服。

横逆难产,葵子汤下。包衣不下,童便化服。

横生或子死腹中,炒盐汤化服。

产后恶血未尽,脐腹刺痛,或童便、陈酒任服。

产后饮食不进,炒黑山楂炒麦芽汤化服。

产后大便闭结,郁李仁肉打碎,煎汤服。

产后调理,去瘀生新,木香归身香附汤服。

产后血晕,不省人事,当归汤加童便服。

产后中风,牙关紧闭,半身不遂,失音不语,陈酒加童便服。

产后恶血上冲,血块腹痛,或发寒热,薄荷苏叶汤加童便服。如自汗不止,忌用薄荷、苏叶。

产后血崩,或用糯米汤,或黑荆芥蒲黄汤任服。

见载于《全国中药成药处方集》(杭州方)。

方药组成:吉林人参,大熟地,制香附,紫苏叶,大生地,驴皮胶,全当归,广橘红,川牛膝,于术,沉香,川芎,台乌药,西砂仁,炒黄芩,西琥珀,白茯苓,广木香,炙甘草,东白芍,益母草。

四制香附丸

方氏曰:妇人经病,有月候不调者,有月候不通者,又不调不通中有兼疼痛者,有兼发热者。若人禀素弱,赤白带下,属于肺则白,属于心则赤。今气血凝滞,小腹疼胀,则积瘀而成气块、血块,胸膈阻塞,呕吐恶心,肢胁酸痛。是丸能调经水,扶元气,止咳化痰,可以种子,可以安胎,百益补百损除,功难尽述矣。每服三四钱,春夏用开水服,秋冬用暖酒服。

源自《成方便读》卷四。

方药组成:香附,当归,广艾绒,白芍,黄芩,丹参,生地,川芎,甘草,广皮,砂仁。

速产兔脑丸

妇人临产之时,最为危险。或痛甚不下,或痛久不下,或痛二三日、五六日不下,或横生倒生,或盘肠生,皆为难产。以致产妇精神已竭,命在旦夕者,速将此丸,用参汤送服,否则米饮汤,不可嚼碎,极有灵验。此方谓仙人传授,催生神妙,惟此为最,非虚语也。

源自《太平惠民和剂局方》卷九,催生丹。亦名:神效催生丹、顺生丹、兔脑丸、催生丸、兔脑催生丹、催生兔脑丸、手握丹、速产兔脑丸。

方药组成:麝香(另研),乳香(另研极细),母丁香(取末),兔脑髓(腊月者,去皮、膜、研)。

附注:神效催生丹(《卫生家宝产科备要》卷六),顺生丹(《校注妇人良方》卷十七),兔脑丸(《医学六要》卷七),催生丸(《良朋汇集》卷四),兔脑催生丹(《女科指掌》卷四),催生兔脑丸(《灵验良方汇编》卷上),手握丹(《胎产心法》卷四),速产兔脑丸(《饲鹤亭集方》)。

七制香附丸

此妇人常用之要药也。凡有愆期未嫁之女,偏房失宠之妾,寡居之妇,庵院之尼,欲动而不能遂,愤闷而不得伸,多有经水不调,崩漏带下,以及癥瘕积聚,血块腹痛,含羞隐忍,不欲人知,久之致成劳瘵。此丸却病延年,并能种子嗣,或胎前产后诸病,均可疗治。诚无穷之神效也。早晚空心时每服二钱,黄酒、开水任送之。

源自《饲鹤亭集方》。

方药组成:制香附,生地,熟地,归身,白芍,益母草,党参,茯苓,冬术,黄肉,阿胶,蕲艾,枣仁,川芎,天冬,黄芩,延胡,砂仁,炙草。

妇科济阴丸

妇人经水,一月一至,是其常也。乃有失其常者,寒热积聚,经久不来,腹中若有块,或聚或散,遂成癥瘕。此丸能去瘀生新,破癥除瘕,气血行而经候调,是济阴之妙剂也。凡一切风气之症,亦可扫除。早晚每用米饮汤,送服三四钱。

源自《证治汇补》卷六。

方药组成:香附(醋浸,炒),莪术、当归(俱酒浸)。

九制香附丸

肝郁之病,妇人最多,以致诸气皆盛不能平,甚至胸痞胁痛,小腹结块,寒热往来,久而癥瘕积聚,错经闭经,崩漏带下,胎前小产,产后恶血,亢害之症旋至矣。此丸能顺郁气,暖逆气,调诸气,逐瘀生新而气得其平,自无亢害之患也。早晚每用开水服二三钱。

源自《饲鹤亭集方》。

方药组成:香附,艾叶。

内补养荣丸

凡妇人血海虚败,多因七情所感。或头目昏眩,面色痿黄,或经水不调,赤白带下,或紫或淡,子宫寒冷,不能受胎,以及胎前产后,诸虚之症,俱宜服此。每用桂圆汤或滚汤,送服三四钱。

见载于《全国中药成药处方集》(沈阳方)。

方药组成:当归,川芎,白芍,熟地,醋香附,炒白术,姜,草,茯苓,黄芪,阿胶,陈皮,杜仲,炙甘草(炒),艾叶,砂仁。

又方:见载于《北京市中药成方选集》。

方药组成:当归,熟地,川芎,香附(炙),白芍。

妇科乌金丸

妇人忧思郁结,悉由隐情曲意而来。心气不得舒,脾气不得化,以致面黄肌瘦,手酸足软,精神疲倦,鬓发黄落,心胸烦躁,口苦舌干,经水不调,孕育不成,崩漏赤白,少腹胀痛,遂成瘕癥,久而不治,恐成风消症、息奔症。急服此丸,则郁者舒,滞者化,气血行而经脉和。每服一二丸,视病轻重加减,醋艾汤、温酒、开水任服。如产前产后,有败血不止,恶血上攻,以及心腹刺痛等症,俱可服甚效。

见载于《中国医学大辞典》,乌金丸。亦名:妇科乌金丸。

方药组成:香附(制),川大黄,木香,乳香(炙),没药,官桂,五灵脂,桃仁泥,玄胡索,天台乌药,蓬莪术,全当归,益母草,蚕茧。

治带固下丸

带下之病,多伤于风寒湿热,入于胞中,中于经脉,流入脏腑,以致阴虚阳竭,滞于下焦,其状如涕,相连而下,故曰带。是丸能敛阴气,收下溜,散寒热,固精保元,暖宫种子,功效甚大。每用米饮汤,送服四钱。久久服之,非惟百病消,抑且年寿永矣。

见载于《全国中药成药处方集》(武汉方)。

方药组成:生白芍,良姜(炒炭),黄柏(炒炭),椿根皮(醋炒)。

女科八珍丸

妇人以血为主,有积而始聚,应月而一下,此天癸之总根也。乃气血两亏,无经可行,即月满而行,其来必少。观其面黄肌瘦,精神倦怠,则阴虚可知,血海之枯至于如此,宜服此丸。是治妇人、处女经闭之良药也。每用滚汤,送服三四钱。

艾附暖宫丸

妇人劳瘵,十有二三。冲为血海,若气血不和,瘀血内积,以致经候失期,行经腹痛,胸膈胀闷,潮热骨蒸,上而盗汗,下而带下,宫寒不孕,即孕而难生,此血干气滞所致。此丸能通气补血,温暖子宫。早晚每服三钱,温酒、米饮任送。

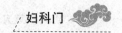

源自《仁斋直指方附遗》卷二十六。

方药组成:艾叶(大叶者,去枝梗),香附(去毛)(俱要合时采者,用醋五升,以瓦罐煮一昼夜,捣烂为饼,慢火焙干),吴茱萸(去枝梗),大川芎(雀胎者),白芍药(用酒炒),黄芪(取黄色、白色软者),川椒(酒洗),续断(去芦),生地黄(酒洗,焙干),官桂。

又方:源自《回春》卷六。

方药组成:南香附米(分别以醋浸、汤浸、童便浸、酒浸,各浸一宿,焙干),北艾叶(焙干,捣烂,去灰,醋浸,炒),当归,川芎,白芍(酒炒),熟地黄(姜汁炒),玄胡索子(炒),甘草(生用)。

九气心痛丸

《金匮》论治九种心痛,皆由胃脘受积、食、风、热、冷、悸、虫、饮、痰等疾,流注心胸,疼痛郁久而作热蒸。急宜服此,则瘀血尽除,而上下之气,无不通矣。无论男妇皆有此症,每用黄酒送服二钱,其效如神。临痛时,不可饮食,食必复痛。

源自《回春》卷五,九气汤。

方药组成:香附米,郁金,甘草。

毓麟保胎膏

妇人之血,无孕时行经,受娠则聚以养胎,既生则上输,之为乳汁。若有胎时下血,名曰漏胎,血尽则胎不能保矣。此中滑胎漏胎,或因风热动血,血虚动胎,因怒动火,种种脾虚下陷,不能摄血归经故也。今于受胎两月时,用此膏贴于脐下一寸丹田穴，半月一换，贴至八个月而止，则胎可保，而麟可毓矣。其灵效有如此者。

见载于《全国中药成药处方集》（青岛方）。

方药组成：当归，生地，白术，川断，条芩，白芍，木香，苁蓉，黄芪，益母草，甘草，龙骨，香油。

乌鲗骨丸

妇人血枯经闭，与男子阳痿精损，其病同也。今月经衰少，面黄形瘦，赤白带下，久不治之，渐成劳瘵。《素问》曰：生血补中，治少阴之要药也。空心每服二钱，以鲅鱼汁饮送，以饭压之，则上下交通，而中土自和矣。

源自《素问》卷十一，四乌鲗骨一藘茹丸。亦名：乌贼鱼骨丸、乌鱼骨丸、枯骨丸、乌贼丸、乌贼藘茹丸、乌鲗骨丸、女科乌贼丸、四乌贼一藘茹二妙丸。

组成：乌贼骨，藘茹。

附注：乌贼鱼骨丸（《圣济总录》卷一五三），乌鱼骨丸（《宣明论方》卷一），枯骨丸（《普济方》卷一八九引《指南方》），乌贼丸（《医学入门》卷八），乌贼藘茹丸（《杏苑》卷八），乌鲗骨丸（《古方选注》卷下），女科乌贼丸（《全国中药成药处方集》（福州方），四乌贼一藘茹二妙丸（《全国中药成药处方集》（杭州方）。

人参回生至宝丹

何集莠曰：此丹诚保产之仙方也。妇人胎产，身命垂危呼吸之间，死生难卜，关系不綦大哉？今得此方而普救之。

即难产不下,子死腹中者,无不立下,母命保全。真所谓万病回春,斡旋生理,万试万应,顷刻奏效也。本堂斋戒虔诚,按法修制,未敢懈心,治疗家宜奉为至宝焉。引汤单附后。

产母染热,致使子死腹中,用车前子一钱,煎汤送服一丸,或二丸,甚至三丸,无不下者。若下血太早,以致子死,用台党三钱,有力家用人参更妙,和车前子一钱煎服,或用陈酒,和车前子服,立下。

胎衣不下,用炒盐少许,泡汤服一丸,或二三丸立下。

产下血晕,用薄荷汤,送服一丸,即愈。

以上乃临产紧要关头,一时即有名医,措手不及,此丹起死回生,必须预备。

产后三日,血气未定,远走五脏,奔入肝经,血晕起止不得,眼目昏花,以滚水送服即愈。

产后七日,气血未定,因食物与血,结聚胸中,口渴心烦,以滚水服,即愈。

产后败血,走注五脏,转满四肢停留,化为浮肿,渴而四肢觉冷,乃血肿,非虚肿也,服此即愈。

产后败血热极,中心烦躁,言语癫狂,如晃鬼神,非风邪也,滚水送服,即愈。

产后败血,流入心孔,失音不语,用甘菊花三钱,桔梗多分,煎送服,即愈。

产后未满月,误食酸寒、坚硬等物,与物相搏,流入大肠,不得克化,泄痢脓血,山楂煎汤服。

产时百节开张,血入经络,停留日久,虚胀酸痛,非湿症也,用苏梗三分,煎汤送服,即愈。

产后未满月,饮食不得应时,兼致怒气,余血流入小肠,闭塞水道,小便涩结,溺血,如鸡肝者,用木通四分,煎汤送服。或流入大肠,闭塞肛门,大便涩结,有瘀成块,如鸡肝者,用广皮三分,煎汤送服。

产后恶露未尽,饮食寒热不调,以致崩漏,形如肝色,潮热往来,臂搏拘急,用白术三分,广皮二分,煎汤送服。

产后败血入脏腑,并走肌肤四肢,面黄口干,鼻中流血,遍身斑点,危症也。陈酒化服即愈。

产后小便涩,大便闭,乍热乍寒,如醉如痴,滚水送服。

以上各条,皆产后败血为害也,此丹最有奇功。大凡产后一切异症,医所未及论,人所未必经,本堂构备此丹,以救危症。服此无不立安,一丸未应,二丸必效。凡经水不通,行经腹痛,以及处女闭经等症,其效捷如应响。

参见于《胎产秘书》卷下,济坤丹。亦名:回生至宝丹。

方药组成:人参,川芎,当归,牛膝,蒲黄(酒拌,隔纸炒),茯苓,桃仁,熟地(九蒸九晒),三棱,芍药,羌活,橘红,萸肉,灵脂,木瓜,青皮,良姜,香附,延胡,苍术,益母,乳香,没药(去油),甘草,黄葵子,乌药(去皮),麝香。

柏子仁丸

女子善怀,每多忧虑,忧虑过则心伤,心伤则血少,血少则肝无所藏。故经行复止,神衰面黄。《经》有曰:月事不来者,胞脉闭也。则潮热往来,冲任之脉渐枯。此丸安神养心,肝肾补而冲任受益,则血脉活而经水通矣。空心每用米饮汤,送服四钱。

源自《太平圣惠方》卷七十。

方药组成:柏子仁,泽兰,川芎,桂心,黄芪(锉),禹余粮(烧,醋淬五次),人参(去芦头),熟干地黄,五味子,白术,木香,厚朴(去粗皮,涂生姜汁炙令香熟),当归(锉碎微炒),续断,白茯苓,紫石英(细研,水飞过),附子(炮裂,去皮脐),白薇,牛膝(去苗),干姜(炮裂,锉),干漆(捣碎,炒令烟出),防风(去芦头),牡丹,细辛,赤石脂。

滋阴至宝丹

凡妇女脾胃弱、气血虚者,其体必羸瘦,经必不调,多由五劳七伤,百损所以互见也。必先滋阴为宝。服此丸则潮热退,骨蒸除,经调血滋,心定神安,脾胃无不健矣。每用开水送服三钱。

见载于《北京市中药成方选集》。

方药组成:当归,柴胡,白术(炒),橘皮,茯苓,知母,贝母,地骨皮,麦冬,白芍,薄荷,甘草,沙参,香附(炙)。

毓麟丸

人为万物之灵,得天地之正气以生者也。男女相媾在于阴阳和,阴阳相和,而真精之气,滴于丹鼎之上,故受孕以生。《悟真篇》云:生身受气于初,正谓此也。今观毓麟药品,能填精补髓,妙合阴阳,功难尽述。无论求子求寿,应验如神。每服四五钱,陈酒、盐汤任送。

源自《饲鹤亭集方》。

方药组成:白棉花子仁(用秋石,加水溶化,浸一日晒干,再用陈酒浸片刻,取出,入木甑内锅上蒸半日,取出晒干,再用此法蒸棉花子仁黑色为度），熟地，潼蒺藜，线鱼胶，川萆薢，麦冬，五味子，杜仲，补骨脂，杞子，当归，牛膝，茯苓，楮实子，柏子霜。

妇宝胜金丹

南方风气柔弱，故妇人血气亏损，经脉不调，固其常也。今行经腹痛，或前或后，或多或少，或色淡如米泔，或色紫如绛豆，或经后淋漓，或累月不行，或胎前产后，呕恶冲逆，或临月疼阵，腰酸下坠，或崩漏带下，或产后恶露不行，肚疼发热，妇人一切血亏之症，俱可服此。此丸则能固真养元，经调宫暖，成胎育子，可立待矣。每服三四钱，黄酒、滚水任送。

源自《饲鹤亭集方》。

方药组成：人参，白术，茯苓，炙草，当归，白芍，熟地，川芎，白薇，肉桂，藁本，白芷，丹皮，没药，元胡，赤石脂，香附（一次稻叶，二次童便，三次米醋）。

葱白丸

凡人气血，周流无滞。妇人经水，亦犹是也。乃妇人忽受风寒，郁结于中，以致经闭不通，凝结腹痛，当必先去病，然后可以滋血调经。是丸祛病以行气，解郁以滋血，诚调经之法也。每用开水送服三钱。

见载于《中国医学大辞典》。

方药组成：阿胶，香附，川芎，当归，厚朴。

女科白凤丹

妇人内伤七情,其神必困,虚劳成疾,脏腑损伤,经水不调,崩漏带下,所由来也。甚至劳热骨蒸,痛经血块,月事阻矣,子宫寒矣。欲种麟儿,其可得乎?此丹能滋阴养血,皆壮水以制阳光,诚女科之圣药也。早晚空心每用淡盐汤送服三四钱,大颗每服一丸。

源自《饲鹤亭集方》。

方药组成:白丝毛雌鸡,川石斛,香青蒿(煎汤煮),人参,北沙参,麦冬,生地,熟地,丹参,白术,茯苓,黄芪,当归,牛膝,秦艽,鳖甲胶,艾叶,地骨皮,川贝,川芎,川连,丹皮,银胡。

桃灵丸

月水流通,经脉调和,血气足而阴自滋也。若瘀血凝积,癥瘕成块,或头昏目盲,风邪所感,或暴血上冲,骨节疼痛,或心腹冷气,邪风内入,皆气血两亏所致也。此丸能平肝火,以散肝邪,则肠风消而血脉通利矣。每用姜汤送服二三钱。

源自《集验良方》卷四。

方药组成:五灵脂(水淘),川乌(煮熟,去皮,炙干),玄胡索,桃仁(去皮尖),防风,乳香(去油),没药(去油)。

失笑散

此手足厥阴药也。妇人产后,恶露不行,或上冲包络,下阻腹中,或血入胞衣之中,胀大不能下,皆瘀血妄行,以致心闷胀痛喘急,有伤产母之心。此二味之药,性滑以行血,气臊以散血,皆能入厥阴而活血止痛,其效甚神矣。

源自《证类本草》卷二十二引《近效方》。亦名:断弓弦散、失笑膏、经验失笑散。

方药组成:五灵脂,蒲黄。

附注:断弓弦散(《苏沈良方》卷八),失笑膏(《中藏经·附录》),经验失笑散(《金匮翼》卷六);本方改为丸剂,名"紫金丸"(见《妇人大全良方》),"失笑丸"(见《医学心悟》)。《会约》:此方用以止痛,蒲黄宜减半;若用以止血,则宜等分,蒲黄炒黑,或五灵脂减半亦可。

胡氏玉液金丹

妇人种子衍宗,最为紧要。当怀孕时,宜慎重也,一遇难产,尤宜兢兢焉。本堂开创新基,凡妇科所备诸方,俱为切要。今增此丹,本为难产而设。尝自秘制,施送未广。我主人济世苦心,不敢秘藏,用是公诸同好,以售于世,俾人人广种麟儿,共登仁寿。此丹奇效屡著,治人不少。所云修合之法,必先选择药料,共磨细末,供于净室,虔礼斗忏三永日,大悲忏三永日。告圆之日,用蜜五觔,并酒化阿胶,与所磨药料,共入石臼中和匀,捣六千杵为丸。每丸二钱,朱砂为衣,白蜡为壳。遇有难产,随引化服,灵验异常。然以药救人,诚灵矣,而其所以愈加灵验者,全仗忏之功也。幸勿寻常视之。引汤单列后。

初孕疑似之间,腹胀呕吐,用蔻仁三分煎汤下。

跌扑损胎,用白术五分、当归一钱,煎汤下。

胎动不安,艾绒五分、子芩一钱,煎汤下。

感冒疟疾，苏梗四分、荆芥五分，煎汤下。

咳嗽，杏仁一钱二分、桑白皮五分，煎汤下。

小便不通，用冬葵子八分煎汤下。

发潮热，用知母一钱五分煎汤下。

头眩，用炒银花一钱五分煎汤下。

头晕，用防风八分煎汤下。

子悬如物之悬于虚中，似难把住，神昏身狂，用赤茯苓八分、葱白一个，煎汤下。

子冒危于子悬，血热火盛，胎气上冲于心胸，心烦面赤，牙关紧闭，气绝欲死，用麦冬一钱、羚羊角五分，煎汤下。

娠妇常有咳嗽，胎热，冲动肺金，是谓子呛，用桑白皮五分煎汤下。

娠妇心烦闷乱，有说不出难过，是谓子烦，用淡竹叶七片煎汤下。

娠妇常有面目腿足肿胀，是子肿也，用五加皮一钱、赤茯苓一钱，煎汤下。

娠妇肾热，小便淋漓，心烦闷乱，是子淋也，用车前子一钱煎汤下。

漏胎，用原生地二钱煎汤下。

尿血，用粳米煎汤下。

半产，用益母草二钱煎汤下。

临产，用益母草二钱，煎汤下；

临产，交骨不开，用龟腹板三钱煎汤下。

横逆难产，数日不下，及胎死腹中，用川芎一钱、当归二钱，煎汤下。

胞衣不下，用牛膝二钱，檀香一钱，煎汤下。

恶露不行，用五灵脂五分、桃仁五分、蒲黄五分，煎汤下。

产后喘，或藕汁半杯，或姜汁三匙，当审症用之。

虚脱，用人参五分煎汤下。

胎前产后痢，用米仁三钱煎汤下。

产后肿胀，用茯苓皮一钱五分、当归一钱，煎汤送服。

褥劳，用官燕三钱煎汤下。

倒经吐血，用藕汁送下。

崩漏，用淡白鲞三钱煎汤下。

经期或前或后不定，以致艰于受孕，每逢天癸到时服三丸，能调经受孕，用开水下。

胎前产后，患证不一，不及遍载，俱用开水送服，无不立效。

此丹虔诚修合，神效无比，诚起死回生之奇品也。服者幸勿轻视。

源自《良方集腋》卷下，玉液金丹。

方药组成：人参(老山者佳)，归身(酒炒)，白术(制)，川芎，茯苓，阿胶(酒化)，甘草，蕲艾，生地，黄芪(蜜炙)，白芍(酒炒)，苁蓉(漂淡)，麦冬(去心)，香附(四制)，川贝(去心)，广皮(盐水炒)，川断(酒炒)，枳壳，杜仲(姜汁炒)，楂肉，血余(煅净)，厚朴(姜汁制)，山药，苏叶，建莲(去心)，羌活，木香，沉香，砂仁，西珀，丹参，黄芩，菟丝子，益母草，大腹皮，潼蒺藜。

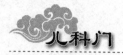
牛黄抱龙丸 …………… 167

小儿滚痰丸 …………… 168

琥珀抱龙丸 …………… 168

育婴化痰丸 …………… 169

朱黄琥珀丸 …………… 169

消疳肥儿丸 …………… 169

异方骊珠丸 …………… 170

九味芦荟丸 …………… 170

百益镇惊丸 …………… 171

太乙保元丹(一名梅花丸,
  又名混元丹) …………… 171

五福化毒丸 …………… 173

神效保命丹 …………… 173

犀角解毒丸 …………… 173

胡氏小儿万病回春丹 …… 174

神香苏合丸 …………… 175

牛黄镇惊锭 …………… 176

使君子丸 …………… 176

小儿肥疮药 …………… 176

鸱鹚涎丸 …………… 177

金蟾丸 …………… 177

七珍丸 …………… 177

一厘丹 …………… 178

兑金丸 …………… 178

鸡肝散 …………… 179

小儿化痰丸 …………… 180

牛黄抱龙丸

小儿惊风,有急慢之分。急惊属实热,宜用清凉药治之;慢惊属虚寒,宜用温补药治之。一热一寒,有霄壤之隔,冰炭之分。此丸治急惊风,投之以化其痰,迟则危矣。当搐搦大作,但可扶持,不可把捉,恐风痰流入经络,以至手足拘挛也。

此丸去风化痰,镇心益精,神效非常。每服一丸,薄荷汤、灯心汤任下。遍查诸名家,急慢分为两症,论之颇详。此丸投之慢惊风则误矣,疗治家宜细思之。

源自《同寿录》卷三。

方药组成:冰片,麝香,真西牛黄,雄黄,琥珀,姜虫,羌活,白附,防风,天麻,全虫梢,真天竺黄,川贝。

小儿滚痰丸

小儿感冒风寒,以致气喘痰壅,潮热烦躁,大便闭结,咳嗽面赤,变成惊风之症。此丸顺气化痰,散风退热,效验无比。每服一丸,空心薄荷汤滚汤任化服。

源自《医宗金鉴》卷五十三,苏葶滚痰丸。

方药组成:苏子(炒),苦葶苈(微炒),大黄(酒蒸一次),沉香,黄芩,青礞石(火煅如金为度)。

琥珀抱龙丸

急惊之症,骤然者也。身热面赤,口鼻中气,搐搦即发,牙关即闭,痰涎即壅,小便短赤,神识不清,此系实热之症,投以清凉,则痰可化。小儿急惊风,身命最危险,非急以治之,难以挽回。今制此丸以救急,则去风化痰,神应甚速。每用灯心汤化服一丸。

源自《饲鹤亭集方》。

方药组成:琥珀,麝香,腰黄,天虫,川贝,沉香,茯苓,枳壳,竺黄,胆星,甘草,辰砂。

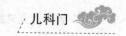

育婴化痰丸

吴鹤皋曰：治痰先理气，老幼皆然。乃小儿时作咳嗽，外感风寒，痰涎壅塞，鼻涕头痛，无乎不有。此丸以行气为君，除痰为臣，消食为使，然后气行火降，而痰化矣。每用滚水送服一丸。

见载于《中国医学大辞典》。

方药组成：桑叶，白僵蚕，紫苏叶，莱菔子，杜橘白，干蟾，牡丹皮。

朱黄琥珀丸

幼儿骤然牙关不开，痰嗽上壅，气喘甚急，想其身体必实必热，其症必是急惊风，否则胎病脐风之症，宜服此丸。用金银花汤送下。并治男妇风痰，癫痫诸症，宜用薄荷汤化服。

见载于《中国医学大辞典》，珠黄琥珀丸。

方药组成：珍珠粉，天竺黄，腰黄，犀黄，西琥珀，生甘草，枳壳，朱砂（飞），胆星，硼砂，白茯苓，山药，全虫，麝香，沉香。

消疳肥儿丸

小儿在一二岁时，一不如意，啼哭即至。父母一闻啼号，无论生冷、甘甜、油面、色糖等物，以塞其口，以致无物即啼，一日间多为予之，则见饭呆口，渐至面色黄瘦，青筋绽露，或腹大，或泄泻，种种疳积，皆父母溺爱为之也，无怪百病俱作矣。或母乳不足，食物杂乱，至于如此，亦未可知。此丸能健脾养胃，去积消虫，清热止泻，百体肥矣。早晚用米饮汤送服一丸。

　　源自《仙拈集》卷三。

　　方药组成:人参,白术,茯苓,甘草,神曲,麦芽,山楂,胡连,芦荟,黄连。

　　又方:见载于《全国中药成药处方集》(杭州方),肥儿丸。亦名:消疳肥儿丸。

　　方药组成:炒冬术,使君子肉(炒),炒山楂,怀山药,芡实,广陈皮,川黄连,焦麦芽,白茯苓,炒米仁,泽泻,建神曲,白扁豆,广藿香。

异方骊珠丸

　　此治小儿急惊风之药也。本堂开创新基,遍采异人传授之方,各州县盛传已久,而本城罕见。今备此以拯救,亦可补救急之缺焉。凡小儿骤发抽搐,身热感邪,痰涎塞滞,牙关紧闭,口不啼声,命危旦夕者,急服此以驱邪。用薄荷汤送服一丸,重则酌加,虚弱者减半。所谓一点骊珠可保元者,即此丸也。

九味芦荟丸

　　小儿肝经有热,则必先受疳积,以致腹内生虫,惊痫发热,生疮结核,瘰疬癣疥,小便如泔,饮食不思,皆虫为之也。此丸专为消疳杀虫,则积滞化而热退矣。每用开水送服一钱,忌生冷、油煎等件。

　　源自《明医杂著》卷六。亦名:芦荟丸、大芦荟丸、小芦荟丸。

方药组成:胡黄连,黄连,芦荟,木香,芜荑(炒),青皮,白雷丸,鹤虱草,麝香。

附注:芦荟丸(《外科理例·附方》),大芦荟丸(《疡疬机要》卷下),小芦荟丸(《古今医鉴》卷十三)。方中鹤虱草,原作"鹤膝草",据《外科理例》改。

百益镇惊丸

慢惊之症,多由小儿秉赋本虚,易受风寒,因而饮食积滞,误用凉药,戕伐脾胃,或久疟久痢,或痘后瘄后,惊痫搐搦,痰鸣气促,神停睛露,危险之状,种难尽述。倘误进凉剂,不可救矣。此丸能开寒痰,宽胸膈,定心神,镇惊邪,补益元气,功效百倍矣。每用淡姜汤送服一丸。

源自《保婴撮要》卷三,安神镇惊丸。亦名:百益镇惊丸。

方药组成:天竺黄(另研),人参,茯神,南星(姜制),酸枣仁(炒),麦门冬,当归(酒炒),生地黄(酒洗),赤芍药(炒),薄荷,木通,黄连(姜汁炒),山栀(炒),辰砂(另研),牛黄(另研),龙骨(煅),青黛(另研)。

附注:百益镇惊丸(《全国中药成药处方集》)。

太乙保元丹(一名梅花丸,又名混元丹)

小儿急惊之症,其初发也骤然,随时变换,不一时而命险矣。急宜投牛黄抱龙丸,然后其命可保。然其惊尚未净也,理宜延良医调治之。倘渐渐复元,外风宜避,寒暖宜调,饮食宜少。一或不慎,则身又热,痰又壅,搐搦又发,势必至角弓反张,舌强口噤,而急惊之症,变成慢惊矣。世人遂以急慢惊风,并为一症。夫急变为慢,则必清凉与温补,合为一剂,清凉去惊,温补保元,而医士不悟也。太乙真人,于是拟一保元之方以救之,急惊与慢惊并一,清凉与温补合治,然后其元可保也,故名太乙保元丹。每用一丸,滚水化服。

源自《种福堂方》卷四,梅花丸。

方药组成:腊月梅花(阴干,另用),当归,茯苓,升麻,竹茹,甘草。

又方:源自《寿世保元》卷八,太乙混元丹。

方药组成:紫河车(晒干),白梅花,辰砂(加甘草,水煮半日,去甘草),滑石(用丹皮,水煎,去丹皮,煮水干为度),香附米(蜜水煮透),粉草,甘松,莪术(火煅),砂仁(去皮),益智(去壳),山药(姜汁炒),人参(去芦),黄芪(蜜炙),白茯苓,白茯神(去皮木),远志(甘草泡,去心),桔梗(去芦),木香,麝香,牛黄,天竺黄(一方无混元衣、梅花)。

五福化毒丸

襁褓未脱之儿,以及三四岁幼儿,头面口舌,咽喉牙颈,热毒疮疖,甚至延遍身,此胎毒也,惊惕烦躁,夜卧不安。每用一丸,滚水薄荷汤任下。若痘瘄诸毒上攻,疳疮时形者,以生地黄汤化服,再用鸡毛敷患处,甚效立愈。

源自《外科正宗》卷四,五福化毒丹。亦名:五福化毒丸。

方药组成:玄参,桔梗,赤苓,人参,黄连,龙胆草,青黛,牙硝,甘草,冰片,朱砂,金箔(为衣)。

附注:五福化毒丸(《鳞爪集》卷下)。

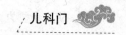

神效保命丹

小儿暑风噤风,急惊虚寒,痰迷吐泻,口疮久疳,惊痫客忤,天吊惊哭,阴肿壮热,皆父母任儿冷暖,以致诸病旋作。此丸能散风痰,化瘰疬核,杀风虫,疳蚀鳞体,无不应效。每用薄荷汤化服一丸。

源自《太平圣惠方》卷八十五,保命丸。亦名:保命丹。

方药组成:牛黄(研细),干蝎(微炒),白僵蚕(微炒),蝉壳(微炒),天麻,白附子(炮裂),蟾酥(研入),犀角屑,天南星(炮裂),青黛(研细),朱砂(研细),麝香(研细),天浆子(麸炒令黄,去壳)。

犀角解毒丸

凡小儿痘疮稠密,中毒烦困,胎热疳热,惊热惊痫,中忤中恶,蠼螋尿疮,癜疿毒疮,或吐血不止,或下痢鲜红,或山岚障气等症,服此无不灵验。北户录云:凡中毒箭,以犀角刺疮中立愈。昔温峤过武昌牛渚山下,多怪物,燃犀角照之,而水族见形,可见犀之精灵,辟邪不惑,于此可见矣。月内小儿,每服用半丸;月外儿至五六岁者,用一丸;灯心汤化服。忌油煎炒麦等件。

源自《小儿痘疹方论》。亦名:犀角化毒丸。

方药组成:生地黄,防风,当归,犀角屑(镑),荆芥,牛蒡子(杵,炒),赤芍药,连翘,桔梗,薄荷,黄芩(炒),甘草。

胡氏小儿万病回春丹

小儿一二岁时,有痛痒即啼,有病亦啼,为父母者不察也。凡遇异症,辄可观形,难以诊脉。医士每以针灸为良,而不知遇此异症,即针灸无益也。今无论一切万病,服此无不立安。病深倍服。我主人救世苦心,斟酌丹方,尽善尽美。所谓万象回春者,即此丹也。历年来每自秘制,施送友姻,今既设堂开张,遂以此丹广售,以公同好。如遇急惊风痰,发搐瘛疭,内外天吊,伤寒邪热,斑疹烦躁,痰喘气急,五痫痰厥,大便不通,小便溺血,俱用钩藤薄荷汤任送。如昏夜无买药之处,用开水化服,或乳汁化服亦可。服后即可饮乳,或此丹化开搽乳头,令儿吮去亦可。凡一二岁每服二粒,三四岁三粒,至十来岁服五粒。单再列后。

哮喘,桔梗汤下,另用暖脐膏贴肺俞穴。

绞肠痧痛,凉水下。伤风咳嗽,甘草桔梗汤下。

寒吐,恶食吐少,生姜汤下。

热吐,能食吐多,石膏汤下。

食积,吐酸臭,山楂麦芽汤下。腹痛,开水下。

夜啼吐乳,用乳汁化开,搽乳头,令其吮去。

新久疟疾,寒热往来,临夜发热,用河井水各半,煎柴胡黄芩,送服。

赤痢,山楂地榆汤下。白痢,陈皮山楂汤下。

水泻,茯苓山楂汤下。霍乱吐泻,阴阳水下。

以上等症,用丹一粒捣碎,放于脐中,将暖脐膏盖之,倘后隔一二时未痊,照引再服。

撮口脐风,视其牙根上腭小舌,有泡如粟米塞住,以绵绢裹指,醮温水擦破,将指净,用此丹一粒搯碎,和蜜糖涂于口内,若恶血入喉难治。

五疳虫积,先用使君子照儿岁粒数予服,再用使君子、槟榔汤下。如服二次,尚未全愈,宜合疳积丸,每服十五丸或二十丸,米饮汤下,量儿大小增减。

附疳积丸方　谷虫,酒炒黄一两,芦荟、胡连、川连、沉香(不见火)各二钱,

干蟾(炒黄)、雷丸、使君子肉,共合五钱,再用君子壳、山楂一两,煎浓水,调神曲,糊为丸,如梧子大。

源自《饲鹤亭集方》,秘授儿科万病回春丹。

方药组成:犀黄,麝香,冰片,雄黄,白附子,天麻,全蝎,天虫,羌活,防风,辰砂,蛇含石,胆星,钩藤,川贝,竺黄,甘草。

神香苏合丸

小儿急惊之候,身热面赤,搐搦上视,牙关紧硬,痰涎潮壅,宜用清凉之剂以除热,而痰自化。此丸清凉,极有效验。或平时当心佩之,鬼邪庶乎不近矣。并治男妇中风中寒中气,牙关紧闭,痰涎壅盛,口眼歪斜,霍乱吐泻,绞肠诸痧等症,俱可服之。男妇一丸,小儿半丸,姜汁汤、钩藤汤、滚水、温酒任服。

见载于《全国中药成药处方集》(杭州方)。

方药组成:苏合香油,金银香,公丁香,广木香,贡沉香,生香附,犀角尖,飞朱砂,滴乳香(制),生于术,梅冰片,麝香。

牛黄镇惊锭

此亦治急惊之症也。小儿身体强者，投以牛黄抱龙丸，若虚弱而遇此症，恐清凉之药，难以当之，故制此锭。不特救其危，抑且保其元。近时诸药铺，但云治急慢惊风，而本堂分急慢为二症，非执已见也，师前辈诸名家而言之。服此神效，宜用金银器汤化下。兼治初生小儿，脐风噤口著嚜等症。

源自《幼科直言》卷四，牛黄镇惊锭子。

方药组成：天麻，钩藤，广皮，羌活，枳实，僵蚕，青皮，生黄连，贝母，莪术，独活，生大黄，牛黄，麝香，冰片，飞朱砂，薄荷，桔梗，赤芍，飞滑石，防风，柴胡，全蝎（去尾尖子，并洗净腹内），陈胆星。

使君子丸

小儿饮食停滞，湿热蒸郁，则腹内生虫，胀满啮痛，或身发黄肿，骨瘦面黄，喜食生米、茶叶、泥炭等物，服此则杀虫化滞，而病却矣。每用滚汤化服三钱。

源自《太平惠民和剂局方》卷十（绍兴续添方）。

方药组成：厚朴（去皮，姜汁炙），陈皮（去白），川芎，使君子仁（浸去黑皮）。

小儿肥疮药

小儿至五六七岁时，为父母者，勿令儿出门游玩，以避寒暑。倘任他出游，风冒日晒，暴感湿热，以致头面四肢，忽生疮毒，黄水浓流，破烂出血，易于沿开，时作痛痒，此黄水疮

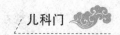

也。急将此药用麻油调敷患处,其效如神。

源自《药奁启秘》,肥疮药。

方药组成:黄柏,黄丹,枯矾,嫩松香。

鸬鹚涎丸

小儿鸬鹚咳者,连声咳嗽,呛血音哑,面目浮肿。为父母者,任儿出外,其初因感冒风寒,或冷热时气所致,以致常嗽不已。此能化痰止咳,驱逐时气,则百病自消。每用灯心竹叶汤化服一丸。

见载于《中国医学大辞典》。

方药组成:光杏仁,栀子(炒黑),石膏,蛤粉,天花粉,牛蒡子,生甘草,麻黄,青黛,射干,细辛。

金蟾丸

小儿疳积,多由贪食杂物,饱腹不知,胀闷不觉,以致腹大如鼓,面色黄瘦,青筋绽露,泄泻不止,痛如有虫者。此丸不但杀虫,并可断根,最为灵验。用米饮汤每服一丸。

源自《饲鹤亭集方》。

方药组成:人参,川连,于术,山药,陈皮,茯苓,建曲,神曲,胡连,川朴,泽泻,槟榔,肉果,银胡,山楂,川芎,青皮,蓬术,使君子,甘草,干蟾。

七珍丸

小儿之生疳疾,其责备在父母。或当贵之家,甘糖糕果,杂物满房,应时馈送,无乎不有,任儿所好;贫乏之家,躬亲纺织,日夜劳谋,嗷嗷啼泣,为父母无物可饲,或蟹食之余,或生冷之物,以止其啼,不知习惯成性,疳疾从此成矣,致使疳积腹大,腹内生虫,饮食不思。此丸治疳要药,服之则百病可除。每用滚烫送服四五分。

源自《仁斋直指小儿附遗方论》卷二。

方药组成:细辛,川灵脂,直僵蚕(炒),白附子,朱砂,全蝎(焙)。

附注:本方方名,《普济方》引作"七珍丹"。

一厘丹

小儿疳疾,虫疾作痛,肚腹满胀,渐大如鼓,以致四肢羸瘦,面黄遍肿,甚至多痰发搐,诸般积滞,以及男妇痞块癥瘕,各项腹痛。此丹能杀虫止胀,消疳疗病,立验如神。每服一分,重则倍之。

见载于《全国中药成药处方集》(杭州方)。

方药组成:麝香,明腰黄,飞辰砂,白僵蚕,全蝎尾,巴豆霜,杜胆星。

兑金丸

小儿周岁后,母乳渐少,以致杂物乱投,至成疳疾。后渐喜食壁泥生物,甚至泄泻无度,嗜食无厌,面黄肚大,四肢羸瘦,或发夜热,或肿面目,或肿手足,或发落毛焦者,皆疳积为之也。俱宜服此,能充实脾胃,进食止泻。若病既愈,不宜多服,一岁一分,如岁加增,应效如神。

源自《青囊秘传》引《临证指南医案》,神兑金丸。

方药组成:黄丸:白丑,大黄,雄黄,黄连,神曲,胆星。青丸:青黛,神曲,熟石膏,滑石,胡黄连,黑丑,大虾蟆(泥包煨存性,研细末)。

又方:源自《种福堂方》卷四。亦名:五色兑金丸。

方药组成:黄者:白丑(去壳,磨极细,头末),大黄,川连,雄黄,胆星,神曲。黑者:黑丑(去壳,磨极细,头末),虾蟆(极大者)(须要黄者,用银罐入内,用油盏盖住,铁丝扎好,外用炭火煅出黑烟,至黄烟出为度,放地上冷透出火毒,擘开如墨黑者良,五月五日午时煅),青黛,石膏,滑石,胡连,神曲。

附注:五色兑金丸(《饲鹤亭集方》)。

鸡肝散

凡溺爱家之小儿,俱有疳积之病。为父母者,未能体察小儿之心,以致常有啼号,因啼号而予以杂食,多予杂食,而生疳积,甚至腹大泄泻,面黄肌瘦,尤有甚者,肝火上攻,眼睛生翳,几乎冲瞎,若不早治,卒成目疾。此能止泻调食,明目去障。轻者一二服,重则三四服,翳膜退净,可立待也。每服三钱。

源自《青囊秘传》。

方药组成:石决明(煅,醋淬五次),夜明砂(用米醋汁水漂去油末并灰,研焙用),代赭石(煅,醋淬),川雅连(醋炒),麝香,龙胆草,泽泻,朱砂。

又方:源自《良方集腋》卷上。

方药组成:鸡肝(不落水,竹刀切片),牡蛎粉,辰砂(水飞,末)。

小儿化痰丸

治小儿感冒风寒,气逆痰壅,咳嗽潮热,鼻流清涕,头痛,无乎不有。此丸能顺气化痰,散风退热。每服一丸,重则倍之,灯心汤化服。

见载于《中药成方配本》。

方药组成:全蝎,僵蚕,薄荷,桔梗,钩藤,川贝,胆星,天竺黄,广皮,飞腰黄,飞朱砂,六曲粉。

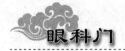

眼科门

进呈还睛丸 …………… 181

再造还明丸 …………… 182

明目地黄丸 …………… 182

杞菊地黄丸 …………… 183

明目上清丸 …………… 183

石斛夜光丸 …………… 184

明目蒺藜丸 …………… 184

眼痛济阴丸 …………… 185

洗眼碧玉丸 …………… 185

点睛还明膏 …………… 185

地芝丸 …………… 186

万应拨云膏 …………… 186

扶桑花丸(一名桑麻丸) … 187

赛空青眼药 …………… 187

羊肝丸 …………… 188

光明水眼药 …………… 188

保瞳丸 …………… 189

磁朱丸 …………… 189

圆明膏 …………… 190

胡氏光明眼药 …………… 190

八宝眼药 …………… 190

神效燥眼药 …………… 191

神效眼癣药 …………… 191

进呈还睛丸

经曰:五脏六腑之精,皆上注于目,则目能视者气也,目之所以能视者精也。若心肾有亏,则肾不藏精,心不洞照,以致肾水干涸,神光短少,赤肿红丝,努肉羞明。一切目视无光,及昏黑倦视等症,皆可服之。能令损者补,蔽者明,诚还睛之灵药也。每清晨临卧,用开水服三钱,切忌酒色、气恼、助火诸件。

源自《古今医鉴》卷九,还睛丸。

方药组成:拣人参,天门冬(泡,去心),麦门冬(泡,去心),生地黄(酒洗),熟地黄(酒蒸),当归(酒洗),川芎,白茯苓(去皮),山药(蒸),菟丝子(酒饮烂捣饼,焙干),甘枸杞,肉苁蓉(酒浸),川牛膝(去芦),川杜仲(酒炒),石斛,五味子,川黄连,川黄柏(酒炒),知母(酒炒),杏仁(泡,去皮),枳壳(面炒),防风(去芦),菊花(酒洗),青葙子,草决明,白蒺藜(炒),羚羊角(镑),乌犀角,甘草(炙)。

再造还明丸

血弱气虚,难以养心,心火旺则肝木实,故有两目昏暗,外成白翳,则一点之瞳精不聚,虽视物而亦不清也。此丸能泻肺肝之火,并除肝经风热,则障翳退,而目中恶血自散。其应验之神,如日月之还明,而再造之庆,可得而言也。每早晚用滚汤送服三钱。

见载于《全国中药成药处方集》(杭州方)。

方药组成:怀山药,水贼草,枸杞子,龙衣,望月砂,丹参,茯神,蝉衣,谷精草。

明目地黄丸

大凡眼痛昏花,细小沉陷,名曰内障。若肝肾两亏,水不养阴,虚症也,故有隐涩羞明之病。《经》曰:目得血而能视。又曰:气旺则能生血。凡不能养血,不能补气,皆谓之虚症。今制此丸,则血得养而气自旺,肝风散而肾自补。每用淡盐

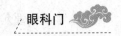

汤送服三钱。

源自《饲鹤亭集方》。

方药组成:六味丸物料,甘菊,杞子,石决明,白蒺藜。

杞菊地黄丸

凡眼赤肿痛者,多由肾经亏损,真水不足,以致久视昏暗,迎风多泪,怕日合眶,皆虚火上攻,阴亏之症也。此丸服之,则补血养精,阴足肾固,而火熄矣。亦治目疾之灵丹也。每用淡盐汤送服三钱。

源自《麻疹全书》,杞菊六味丸。亦名:杞菊地黄丸。

方药组成:熟地,丹皮,白菊,茯苓,萸肉,杞子,淮药,泽泻。

附注:杞菊地黄丸(《医级》卷八);本方改为汤剂,名"杞菊六味汤"(见《医家四要》)。

明目上清丸

凡患目疾,每有挟痰挟湿,咳嗽喉癣,其原由于阴虚。肝火致动,则上升于目,风热上障,翳膜不清,昏如云雾,头晕目眩,多泪作痛,倒睫拳毛,凡一切目疾,俱可服此。是丸升阳散风,和肝养血,洗心清火,气自补而肾自润也。所忌酒色、发食等件,而目疾愈矣。

源自《饲鹤亭集方》,黄连上清丸。

方药组成:黄连,黄芩,黄柏,山栀,大黄,连翘,姜黄,玄参,薄荷,归尾,菊花,葛根,川芎,桔梗,天花粉。

又方:见载于《全国中药成药处方集》(北京、济南、承德方)。

方药组成:黄连,菊花,玄参,熟大黄,枳壳,橘皮,桔梗,黄芩,薄荷,甘草,当归,赤芍,荆芥,连翘,蒺藜(炒),栀子,蝉蜕,天花粉,生石膏,车前子,麦冬。

石斛夜光丸

凡人之目,虽为肝窍,而脏腑之精气,皆具于目而为之精。若睛里昏暗,瞳子隐上青白,是为内障。则凡脾胃虚,肝肾亏者,皆精华之气失所司,不能归明于目也,渐至昏花不明,视物难辨,又或劳役所致,损其血脉,故阳虚阴虚弱之病,皆属目焉。是丸药味甚众,制法讲究。空心每用淡盐汤,送服三钱。即夜观细书而亦光明者,其效见也。

见载于《全国中药成药处方集》(西安方)。

方药组成:薄荷,当归,石斛,杭芍,菊花,川芎,生地,山萸,茺蔚,胆草,丹皮,栀子,柴胡,北五味,羌活,赭石,磁石,生草。

明目蒺藜丸

蒺藜之性甘温,能治风明目补肾。凡有腰酸泄精,虚损劳乏者,皆宜服之,最为有效。汪讱庵有云:蒺藜乃目蒙要药。此言谅不谬也。每服三钱。

源自《饲鹤亭集方》。
方药组成:白蒺藜,鸡子清(拌炒)。
又方:源自《同寿录》卷二。
方药组成:当归,丹皮,赤芍,川芎,胆草,防风,黄芩,荆芥,山栀,连翘,甘菊,蔓荆,黄连,蒺藜,生地,草决明。

眼痛济阴丸

风热郁于内,肝火攻于上,故目赤而肿痛,瞳散而不聚,则必神光昏暗,视物昏花,此肝肾两亏之症也。若羞明怕日,痛甚难开者,是其余绪。此丸养血泻肝,散火滋肾,阴盛而肿自退,即济阴止痛之妙剂也。每用滚水送服三四钱。

源自《丹溪心法》卷三,济阴丸。

方药组成:黄柏(盐酒拌抄),龟板(炙),陈皮,当归(酒浸),知母(酒炒),虎骨(酥炙),锁阳,牛膝,山药,白芍,砂仁,杜仲(炒),黄芪(盐水拌抄),熟地,枸杞,故纸(炒),菟丝子(酒浸)。

洗眼碧玉丸

大凡患目疾者,初起时多赤肿,渐而痛甚难开,畏风畏日,隐涩多泪,努肉遮睛,此肝虚之症也。宜养心静气,然后将此丸融化如泥,用绢隔药,一日间洗至三五次,每一丸可洗一日。并能忌烦恼、酒色等件,则止痛散肝,效斯应也。

点睛还明膏

衍义曰:人心主血,肝藏血,目受血。故一点青莹,精华内聚而能视也。今人视物不明者,内障生翳,遮蔽瞳睛,或目昏多泪,或目赤肿痛,皆可用此丸,补点颇痛,再点渐愈,若临卧点尤妙。

源自《圣济总录》卷一〇八。

方药组成:蚘粟子(并皮用),甘草(炙,锉),水蛭(拣细者,炒),虻虫(去翅足),白芷,乌梅(去核)。

地芝丸

《书》曰:视远惟明[①]。谓其远近能视也。今有能远视不能近视者,其病在肾亏。王海藏曰:目能远视,责其有火;不能近视,责其无水;其法宜补肾为要。此丸凉血生血,润肺滋肾,宽肠去滞,降火除风。每服三钱,用清茶送者,欲火热之下降,用酒送者,欲药力之上行,对症发药,效斯见也。

源自《东垣试效方》卷五。亦名:万寿地芝丸、地黄丸。

方药组成:生地黄(焙干),天门冬(去心),枳壳(去瓤,麸炒),甘菊花(去枝)。

附注:万寿地芝丸(《御药院方》卷六),地黄丸(《脉因证治》卷下)。

万应拨云膏

风火上攻,风邪外感,由外风以触内风,故迎风多泪,怕日羞明,然后翳障渐生,遮睛昏视,甚至赤肿作痛,难以开视。此膏用灯心常点眼角,神效异常。

源自《医方类聚》卷七十引《烟霞圣效》,拨云膏。

方药组成:蜜(先烧铫热,倾上蜜,用葱五七枝,擘开,滚一二沸,用绵子滤过,瓷器另盛),黄连(用雪水三四碗,熬成

---

① 视远惟明:语出自《尚书·太甲中》"视远惟明,听德惟聪"。前文"书曰"之书字,即指《尚书》。

膏,滴水不散,绵子滤过,瓷器粗药另盛),黄柏,薄荷,荆芥,
马牙硝,柳皮,槐皮,蛾观石,杏子仁,红赤石,乌鱼骨,金晶
石,银晶石,菩萨石,夜明砂,炉甘石(用桑柴火烧,童便三碗
烧醮七遍),诃子,白丁香(直),细药片脑,南硼砂,麝香,黄
丹(水飞),硇砂,青盐,密陀僧,铜绿,乳香,鸦嘴矾,白矾,井
泉石,绿矾。

扶桑花丸(一名桑麻丸)

桑叶,乃手足阳明之药,集简方治风眼下泪,普济方治赤
眼涩痛。昔武胜军宋仲孚,治两目青盲,诚屡试有验也。今
制此丸,治风湿与发不长者,亦可兼疗,颇著神妙。每服五
钱,早用淡盐汤送,晚用温酒送。至老能使,目光不坏。

源自《饲鹤亭集方》。

方药组成:制首乌,党参,桑叶(酒蒸),黑芝麻,女贞子,
白蒺,滁菊,杞子,熟地,当归,牛膝,茯苓,麦冬,五味,蒙花,
望月砂,蝉衣,石决明,草决明。

又方:源自《寿世保元》卷四引胡僧方,扶桑至宝丹。亦
名:扶桑丸、桑麻丸。

方药组成:嫩桑叶(择家园中嫩而存树者,长流水洗,摘
去蒂,晒干),巨胜子。

附注:扶桑丸(《医方集解》),桑麻丸(《医级》卷八)。
《医方集解》本方用嫩桑叶(晒干),巨胜子,白蜜。

赛空青眼药

大凡事烦劳顿,日夜无暇者,其心火必上攻,以致两目赤

肿,痛甚难开,或如针刺者有之,或时多流泪者有之。又有内障生翳,多视昏花者,俱可将此药用清水融化,点眼角内,仰面合眼半时辰。重则数次,轻则一次,大有神效。

羊肝丸

倪仲贤曰:目为心窍,又为肝窍。心妄行不制,则肾水受伤,百脉沸腾,即注于目,四府一衰,邪火乘之,亦注于目,目疾内障,皆阴弱不能配故也。今制此丸,失散目中恶血,而后平肝去障,散热退翳,气血补而肾水自生。用羊肝者,能引诸药入肝以成功也。早晚用滚水送服三钱。

源自《脉因证治》卷下。亦名:明目羊肝丸。

方药组成:白乳羊肝(竹刀刮去膜),黄连,甘菊,防风,薄荷(去梗),荆芥,羌活,当归,川芎。

附注:明目羊肝丸(《同寿录》卷二),《医略六书》本方有人乳、生地。

光明水眼药

凡外感风湿,两目赤肿,作痒多泪,畏日羞明,鼻寒脑酸,以及新久风火时眼等疾,每取少许,点入眼角,合眼静坐半时,立可见愈。

见载于《全国中药成药处方集》(杭州方)。

方药组成:甘石,琥珀,地栗粉,当门子,熊胆,元明粉,冰片,飞硼砂,辰砂,海螵蛸(漂净)(用大黄、黄芩、黄连,煎汁制)。

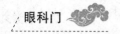

保瞳丸

大凡肝血少,肾水衰者,皆虚症也。其眼或有云朦糊视,内外障翳,瞳仁散大。刘昌世传曰:阴虚火动。七情六淫,种种目疾,俱可服此。是丸能令润肝补肾,泻火清金,然后滞气破障,翳退而瞳可保。能久服之,即至老而夜可观细书者,此效见也。每用一丸滚水服。

见载于《全国中药成方处方集》,眼科保瞳丸。亦名:保瞳丸。

方药组成:熟地,麦冬,杞子,白菊花,青葙子,决明子,女贞子,菟丝子,潼蒺藜,煅玄精石,谷精草,密蒙花,知母,茯苓,车前子。

附注:保瞳丸(《全国中药成药处方集》杭州方)。

磁朱丸

凡人真精损,心血虚者,皆由心肾两亏,以致两目昏花。李时珍师东垣治目法曰:磁石能养肾,使神水不外移;辰朱能养血,使邪火不上侵。制方者,独能窥造化之奥也。本堂虔制按法,使天下人眼目光明,即百岁可读细书,亦深体孙真人制方之意也。空心用饭汤,每服二十丸。

源自《太平圣惠方》卷三十,磁石丸。

方药组成:磁石(烧,醋淬七遍,捣碎,研细,水飞过),朱砂(细研,水飞过),补骨脂(微炒),肉苁蓉(酒浸一宿,刮去皱皮,炙干),神曲(炒令微黄),远志(去心),木香,覆盆子,五味子,熟干地黄,巴戟,桂心,牛膝(去苗),石斛(去根,锉),山药,甘草(炙微赤,锉),车前子。

圆明膏

身体虚弱者,用心不可过劳,嗜物要宜节制。乃劳心太过,饮食不节,以致心肾有亏,上攻于目,甚至障翳顿生,瞳睛散失,其由从外感来也。是丸先发表以散其邪,而后肝火清,肝血养,瞳精聚而中气补也。急宜勤点,应验如神。

源自《东垣试效方》卷五。

方药组成:柴胡,麻黄(微捣)(去节),当归身,生地黄,黄连,甘草,诃子皮(湿纸裹,煨)。

胡氏光明眼药

凡肝火上升者,眼赤难开,怕日羞明,迎风流泪,久而眼边赤烂,翳障攀睛。兼治火眼暴发,将药每日早晚点之,无不应效。用药时,忌酒、葱蒜、鸡、鱼羊肉等。

源自《青囊立效秘方》卷一。

方药组成:海螵蛸(水煮淡),西玉石,浮水甘石(煅,童便淬),熊胆,四六(即冰片),野荸荠粉,朱砂。

八宝眼药

考眼科七十二症目疾,皆从心肝肾受亏所致,辄而风火,外形迎风流泪,肿痛异常,久之厥成赤白翳障。本堂不惜工资,选用峻厉之品,能祛膜消障;和以珍宝凝重之品,收摄目之精华,光能渐复。无论新久,膜翳胬肉,或瞳仁散大,此丹点入眼角,浅则少之,重则倍之,此疗目疾中之至宝也。用药时,忌酒、葱蒜、鸡、鱼羊肉等物。

见载于《全国中药成方处方集》。

方药组成:珠粉,西牛黄,麝香,冰片,珊瑚,玛瑙,熊胆,青鱼胆,制甘石,海螵蛸,黄连,荸荠粉,蕤仁霜。

神效燥眼药

治肝火上升,眼赤难开,怕日羞明,迎风泪流,久而赤烂翳障,兼治火眼暴发,一切目疾。早晚点之,无不神效。忌酒、葱蒜、鸡、鱼羊肉等件。

见载于《全国中药成药处方集》(杭州方),光明燥眼药。

方药组成:制甘石,地栗粉,梅冰片。

神效眼癣药

专治眼癣之要药。凡痘瘢之后,或不避风,于肝肾有伤,故眼眶红赤,作痒含泪,以致年长未愈。将此药敷于眶上,数次即愈,真神效也。

源自《饲鹤亭集方》,神效光明眼药。

方药组成:麝香,冰片,制甘石,地栗粉。

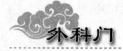

外科门

梅花点舌丹 ………… 193

外科蟾酥丸 ………… 193

立马回疔丹 ………… 194

神效蠊峒丸 ………… 194

外科飞龙夺命丹 ………… 195

琥珀蜡矾丸 ………… 195

治毒紫霞丹 ………… 195

内消瘰疬丸 ………… 196

救苦胜灵丹 ………… 197

擦面玉容丸 ………… 197

元门紫金丹 ………… 198

散毒万灵丹 ………… 198

蜡矾丸 ………… 199

正骨紫金丹 ………… 199

良方芦荟丸 ………… 200

千金不易丹 ………… 200

伤科七厘散 ………… 200

观音救苦膏 ………… 201

伤科八厘散 ………… 202

万应灵膏 ………… 202

吹耳红棉散 ………… 202

秘传千捶膏 ………… 203

两颊生香散 ………… 203

万应头风膏 ………… 203

润肌一光散 ………… 204

清湿紫金膏 ………… 204

神效癞头药 ………… 204

大枫子油 ………… 205

一扫光疮药 ………… 205

离宫锭子 ………… 205

外科硇砂膏 ………… 205

坎宫锭子 ………… 206

牙疼一粒笑 ………… 206

神效癣药 ………… 207

龙虎化毒丹 ………… 207

一粒珠 ………… 208

阳和解凝膏 ………… 208

万应喉症散(一名石
钟鸣) ………… 209

麻黄膏 ………… 210

小金丹 ………… 210

圣灵解毒丸 ………… 210

外科六神丸 ………… 211

喉痛铁笛丸 ………… 212

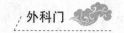

梅花点舌丹

夫疔疮发生,迅速间生死攸关,其势最捷,此凶险之危症也。其初发也,一点小红,痒痛非常,霎时间肢体麻木,重则寒热交作,头晕目眩,心躁恼烦,语言昏愦。其多生于唇口、手掌、指节间者,则属心经;若生于手足、腰胁、筋骨者,则属肝经;生于口角、腮颧、眼胞,及上下太阳正面者,则属脾经;或初生白泡,顶硬根突,痒痛骤然,易腐易陷,咳吐浓痰者,属肺经;或生耳窍、胸腹腰肾软肉间者,属肾经;此相应五脏之症也。今制此丹,无论发于何处,俱可送服。或有痈疽、疮疡、肿毒等症亦可服,未成者即散,已成者咬头出脓,温酒送之。每服一二丸,盖被取汗,自有灵验。名梅花点舌者,如梅花一点,取效神也。

源自《饲鹤亭集方》。

方药组成:熊胆,珍珠,麝香,冰片,血竭,没药,雄黄,月石,西黄,蟾酥,黄连,沉香,葶苈,梅花瓣。

外科蟾酥丸

疔疮之症,外而发于头面、肢体间者,即内而应于五脏,点舌丹中已详言之。又有红线疔者,起于手掌指节间,初起似小疮,渐露红丝,上攻手膊,常能坏人。用针于红丝尽处,挑断出血,寻至初起红头挑破,用蟾酥条插入膏盖之,立愈。以上发五脏诸症,每服三粒,以葱白五寸,捣烂如泥,将药裹于葱内,用黄酒一钟,炖热送之。如疮在下部者,空心服;疮在上部者,食前服。盖被取汗为度,并敷患处,重则再服。消肿如神,诚起死回生之宝药也。

源自《丹溪心法附余》卷十六,蟾酥丸。亦名:蟾酥解毒丸

方药组成:雄黄,乳香,蟾酥。

附注:蟾酥解毒丸(《惠直堂方》卷三)。

立马回疗丹

疗疮初起,或已用针刺,或误灸失治,又或挖碎破烂,以致疮毒顷刻溃烂。此疗走黄,险恶症也。急用此丹插于膏内盖之,立效如神。

源自《外科正宗》卷二。亦名:回疗丹。

方药组成:蟾酥(酒化),硇砂,轻粉,白丁香,蜈蚣(炙),雄黄,朱砂,乳香,麝香,金顶砒(用铅,小罐内炭火煨化,投白砒于化烊铅上炼,烟尽为度,取出冷定打开,金顶砒结在铅面上,取下听用)。

神效嵝峒丸

痈疽发背之症,治法颇多,而丹丸不一。今制此丸,不但治痈疽发背神验,即马刀瘰疬、乳痈疮疖、肺肠痈毒,以及蛇蝎百毒、众恶犬马之类,兵燹杖伤,跌打损伤,轻服一丸,重服二丸,并用茶汁磨浓敷于患处,留头,功效甚神,屡试屡验。如饮食中毒,并山岚疠疫等症,无不立效。倘遇丧家劳尸,预备少许,用酒调搽于耳鼻孔内,断不沾染。孕妇宜忌。

源自《医宗金鉴》卷七十五,黎洞丸。亦名:嵝峒丸、黎洞丹、嵝峒丹。

方药组成:三七,生大黄,阿魏,孩儿茶,天竺黄,血竭,乳香,没药,雄黄,山羊血(无真者,以小子羊鲜心血代之),冰片,麝香,牛黄(以上各研细末),藤黄(以秋荷叶露泡之,隔汤煮十余次,去浮沉,取中,将山羊血拌入,晒干)。

外科飞龙夺命丹

疔毒痈疽,恶疮初发,或肿而黑陷,毒气内攻,无经不至者,宜服是丹。取其汗吐泻三法,能通十二经之厉剂。每服三丸,或五六丸,量人虚实,好酒送下。疮在上部者,食后服;疮在下部者,食前服。忌油腻、鱼肉、荤辛、生冷等物。

源自《青囊全集》卷下,飞龙夺命丹。

方药组成:巴豆霜,番白硇砂(无真的不用),白砒霜,斑蝥虫,制乳香,真明雄黄,鹿角霜,广丹,蟾酥,真麝香。

琥珀蜡矾丸

疔疮痈疽发背,已成未脓之际,恐毒气不能外出,必致内攻。预服此丸,护膜护心,亦且解毒保元。每用滚水送服二钱。

源自《外科正宗》卷一。亦名:蜡矾丸。

方药组成:白矾,黄蜡,雄黄,琥珀(另研极细),朱砂,蜂蜜(临入)。

附注:蜡矾丸(《全国中药成药处方集》吉林方)。

治毒紫霞丹

凡痈疽发背,以及无名肿毒,或已成无脓,或瘀肉不腐者,当外敷内服,以散其瘀。此丹能令无脓者有脓,不腐烂者自腐,不穿溃者自破,作脓解毒,去瘀生新。内用好黄酒化服,外用浓茶汁磨涂。其灵验如神,并治跌打损伤亦神妙。

见载于《全国中药成药处方集》(杭州方)。

方药组成:西牛黄,藤黄(制净),大黄,参山漆,天竺黄,明腰黄,粉儿茶,梅冰片,阿魏,没药(去油),血竭,麝香,乳香(去油)。

内消瘰疬丸

夫瘰疬者,有风毒、热毒、气毒之异,又有湿疬、筋疬、痰疬之殊。风毒者外受风寒,伏于经络,先寒后热,结核浮肿;热毒者天时亢热,或食膏粱厚味,结酿而成,色红微热,结核坚肿;气毒者四时杀厉之气,感冒而成,生于耳项胸腋,骤成肿块,令人寒热头眩,项强作痛。形小者为瘰,形大者为疬;当分经络,若生于项前为痰瘰,项之左右两侧,坚硬筋缩者为筋疬;若连绵如贯珠者,即为瘰疬;形长如蛤蜊,色赤而坚,痛甚而肿,其势甚猛,为马刀瘰疬;又有子母疬、重台疬、蛇盘疬、锁项疬;在左耳根者为蜂窝疬;右耳根者为惠袋疬;形名各异,不可枚举。总不外痰湿风热气毒而成,然必恚怒、忿郁、忧谋不遂所致也。以上诸疬,推之移动者为无根,属阳;推之不移动为有根,属阴。其阳者,当初起时,宣发暴肿,色红皮热,宜寒凉之;其阴者,漫肿、疼痛,皮色如常,日久将溃,皮色透红,微热痛甚,宜温暖之。疗治家急宜辨其虚实,投以温凉,无不神效收功也。倘属阴者误犯寒凉,断难奏效,急宜明辨之。此丸治气疬之症,每服四五钱,滚水送下,真灵验也。

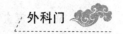

源自《饲鹤亭集方》。

方药组成：玄参，连翘，当归，制军，花粉，生地，海石粉，薄荷，白蔹，川贝，朴消，青盐，生甘草，夏枯草。

救苦胜灵丹

此治瘰疬、马刀颊瘿等症，或从耳下，或耳后下颈至肩，或入缺盆中，皆手足少阳经，及足阳明经，有受心脾之邪而作。东垣医士立此法，将合三症而治之，亦嘉惠后人无穷之心也。服之收效奏功，无不甚速。每服三钱。

源自《疡科选粹》卷四，胜灵丹。

方药组成：黄芪，人参（如气短及不调而喘者加之），升麻，真漏芦（勿误用白头翁），葛根，甘草，连翘，当归身，牡丹皮，生地黄，熟地黄，白芍药（如夏月，倍之；如冬月寒证，勿用），肉桂（如阴证疡疮，少用；若为阴寒覆盖其疮，用此大辛热之剂去之；烦躁者勿用），柴胡（如疮不在少阳经勿用）、黍粘子（无肿不用），昆布（若疮坚硬甚者用之），广术，京三棱（炮）（此二味疮坚硬甚者用之，不硬者勿用），羌活，独活，防风，麦芽，益智仁（如咳吐多者，或吐沫、吐食、胃中寒者加之），黄连（炒），神曲（炒）（食不消化者用之），厚朴（姜制）（如腹胀加之），黄柏（炒）（如有热或腿脚无力加之；若烦躁欲去上衣者，更宜加用）。

擦面玉容丸

面生雀斑，乃肾水有亏，不能荣华于上，故火滞结而生斑，无论男妇皆有之。其外以玉容丸，早晚搽洗，内当服六味地黄丸,以滋其水。久服可全愈也。

　源自《外科正宗》卷四,玉容丸。亦名:洗面玉容丸。

　方药组成:甘松,山奈,细辛,白芷,白蔹,白及,防风,荆芥,僵蚕,山栀,藁本,天麻,羌活,独活,密陀僧,枯矾,檀香,川椒,菊花,红枣肉。

元门紫金丹

　痈疽发背初起时,宜预为调治,以散其毒。今制此丹,当未成时服之,即能散瘀,已成时服之,即能溃烂。生肌去瘀,诚妙丹也。对症调济,用黄酒送下。凡一切无名肿毒,俱可服此,无不立效。

　源自《儒门事亲》卷十五,紫金丹。

　方药组成:白矾,黄丹。

散毒万灵丹

　此方载在诸风瘫痪门,今列之外科门者,能发疮毒。凡疔疮痈疽,对口发颐,湿痰流注,以及骨阴疽、鹤膝风等症,服之俱应效。每服一二丸,葱须汤送下。查此药性能散毒,并能顺气搜风,通行经络,服后宜避风,食稀粥,切忌房事、冷物诸件。孕妇忌服。

　见载于《全国中药成药处方集》(杭州方)。

　方药组成:茅苍术(米泔水浸),金钗石斛,麻黄,西当归,川羌活,炙甘草,荆芥,何首乌,防风,明天麻,北细辛,制草乌,全蝎,川芎,制川乌,雄黄,朱砂。

蜡矾丸

凡痈疽二毒,由心而生,有阴阳之分。阳盛者初起焮肿,色赤疼痛,易溃易敛,顺而易治也;阴盛者色黯不红,塌陷不肿,木硬不疼,难溃难敛,逆而难治也;半阴半阳者,漫肿不高,微痛不甚,微焮不热,色不甚红,症甚危险。若能随症施治,不失其宜,则转险为安,否则危矣。患此者,五善为顺,七恶为逆。疗病者,当于临症时,详察脉色,宜温者温之,凉者凉之,补者补之,汗者汗之,攻者攻之,庶有济也。此虽外症,然必察脉内托,辨其阴阳虚实,寒热表里,治外兼治内,治法斯得矣。是丸凡一切痈疽疮毒初起时,预服二钱,蜜汤送下,日进三次,能护膜托里,使毒不攻心,最神验也。或有毒虫蛇犬等伤,用开水服二钱立效。

源自《玉案》卷六。

方药组成:黄蜡,明矾(研末),朱砂(研细)。

又方:源自《外科正宗》卷一,琥珀蜡矾丸。亦名:蜡矾丸。

方药组成:白矾,黄蜡,雄黄,琥珀(另研极细),朱砂,蜂蜜(临入)。

附注:蜡矾丸(《全国中药成药处方集》吉林方)。

正骨紫金丹

跌仆受伤,大有轻重。然轻重之中,亦有不同者。乃受伤者,无论皮肉有无损破,而瘀血之流注脏腑者,先凝滞不行,是以周身麻木,风湿相感,宜用此丹。每服三钱,黄酒送下。验可立见。

源自《医宗金鉴》卷八十八。亦名:正骨紫金丸。

方药组成:丁香,木香,瓜儿血竭,儿茶,熟大黄,红花,当归头,莲肉,白茯苓,白芍,丹皮,生甘草。

附注:正骨紫金丸(《中药制剂手册》)。

良方芦荟丸

凡疳积气盛者,肝火上攻,以致牙龈,牙缝血出如涌,口臭牙坚,或牙根腐烂。每服二丸,米饮汤送下。外用小蓟散擦牙,竹茹汤漱口。其效如神。

源自《医部全录》卷二七四引河间方,芦荟丸。

方药组成:芦荟,银柴胡,胡黄连,川黄连,牛蒡子,玄参,桔梗,山栀仁,生石膏,薄荷叶,羚羊角,甘草,升麻。

千金不易丹

夫痔有牝牡虫血之异名,其实由大肠积热所致。然论其始,半由醉饱入房,厚味发热,以致湿热风燥,流注肛门,为肿为疮。此丹以凉血为主,行气宽肠,清热利湿,则三虫五痔可治矣。或形如鸡管,时痛时痒者,用田螺水调敷患处,无不立效。

见载于《中国医学大辞典》。

方药组成:海螵蛸,文蛤,黄连,猪胆。

伤科七厘散

凡跌打者,有未破已破之分,有亡血瘀血之异,或从高坠下,或杖棍受伤,俱有瘀血流注脏腑;或沉昏不醒,大小秘结,肚腹膨胀,恶心干呕,遍身肿痛。急用此散调服一钱,黄酒、烧酒任送,然后再服汤药。

源自《青囊全集》卷上,七厘散。

方药组成:田三七,豆砂,梅片,乳香,没药,儿茶,红花,猴结(研末)。

观音救苦膏

观音大士,悯世人之苦难也。尝示经咒,令人诚心日诵,普渡超升。唐天师、叶真人,亦有救世苦心。缘求于大士曰:世人受苦,既诵经救之,今疾病缠身,受难极矣。祈赐良药以救之。于是予以良方,应三十六天罡,攻之于外,又以菩提水一盃,应之于内,则万病皆治矣。方书载:叶真人,奉命救苦,故以此膏普传于世。本堂创业新基,择地建厂,齐戒沐浴,秘制诚心。选三十六味之良药,以应三十六数之天罡。用西湖之净水,取其洁也。仗大士之佛力,矢以诚也。资本不惜,售价酌廉,世人用之,则百病却,百体健矣。倘遇危病急症,则将膏内之药,细蜜为丸,如绿豆大,每服七粒,滚水送下。单弱者不宜服。

源自《仙拈集》卷四,观音救苦神膏。亦名:观音救苦膏、观音大士救苦神膏、大士膏。

方药组成:大黄,甘遂,蓖麻子,当归,木鳖子,三棱,生地,川乌,黄柏,大戟,巴豆,肉桂,麻黄,皂角,白芷,羌活,枳实,香附,芫花,天花粉,桃仁,厚朴,杏仁,槟榔,细辛,全蝎,五倍子,穿山甲,独活,玄参,防风,黄连,蛇蜕,蜈蚣。

附注:观音救苦膏(《验方新编》卷十一),观音大士救苦神膏(《春脚集》卷四),大士膏(《外科方外奇方》卷二);《验方新编》有草乌、莪术。

伤科八厘散

凡跌打损压坠马伤,以及兵刃杖棍伤者,骨节筋络,瘀血积滞,用好酒服八厘,小儿三厘,便能开口。此方系异人传授。有歌曰:千金世人难寻,止疼止痛如神,接骨续筋立应,不问外感最灵,那管内损伶仃,八厘一服保安宁。须臾便得活命,服此可见应验如神。

源自《青囊全集》卷上,八厘散。

方药组成:巴豆霜,乳没,生半夏,西砂头,归尾,正明雄,土鳖,香瓜子,血结(无真者,山羊血或田七亦可)。

万应灵膏

痈疽发背之毒,对口痰核流注之疮,皆有内托之药与丹丸,惟患处宜用此膏贴之,并一切寒湿疼痛,遗精带下,俱可用此。如有杂症,按穴贴之。大有奇功,屡试屡验。

源自《饲鹤亭集方》。

方药组成:生地,川附,香附,乌药,五加皮,桂枝,当归,防风,羌活,独活,秦艽,天虫,全蝎,灵仙,川乌,草乌,白芷,良姜,大黄,麻黄,赤芍,莪术,三棱,桃仁,红花,六轴子,头发,麻油。

吹耳红棉散

凡耳内流脓,肿痛不已,此系三焦肝风,虚火妄动,以致闭塞生脓，悉由气滞故也。宜先消肿止痛。服此散者，先用绵枭沁尽耳内脓水，后将棉枭染药，送入耳底，然后自愈。小儿胎热、胎风亦可治。

见载于《上海市中药成药制剂规范》。

方药组成：胭脂（炒炭），龙衣（炒炭），麝香，陈皮（炒炭），枯矾，冰片。

秘传千搥膏

大凡疮疡疔毒，痈疽瘰疬，臁疮癫癣，以及无名肿毒，于初起时，热毒渐发，即将此膏贴在患处，解毒拔根，不至有溃烂之虞。功效甚神，毋轻视之。

源自《松崖医径》卷下。

方药组成：蓖麻子（去壳），松香（嫩者），乳香。

又方：《丹溪心法附余》卷十六，千捶膏。

方药组成：蓖麻，杏仁，山豆仁，胡桃仁，枫香脂，乳香，没药。

两颊生香散

胃经虚火上攻，口必臭而难闻，宜清胃承气，而虚火降。此药服之，则胃火息而气自舒，口不臭而颊香矣。

万应头风膏

凡偏正头痛者，其病由外感来也。或恶风所感，寒湿相侵，心虚毛竖，冒于外而入于内，故头有偏正之痛。宜将此膏贴于患处，其止痛之效如神。

见载于《全国中药成药处方集》(杭州方)。

方药组成:万应灵膏药肉,加细辛(研末),白芷(研末),薄荷油。

润肌一光散

面上有黄点、黑点无数,名曰雀斑。悉由大郁经络之血,风邪外搏,发于面上,致成斑点,或痱风燥痒,或酒刺、粉刺,以致肌肤不润。凡一切垢滞内发者,俱可用此。每早晚用少许,水调手心,浓擦良久,以温水洗面。能久久擦之,斑点俱退,光润可观矣。

清湿紫金膏

凡脚有湿滞,其平日或受山岚瘴气,或常在污湿之地,以致红肿痛痒,难忍须臾,抓破者有之,溃烂者有之,或每年一发,或日久不愈。此膏贴之立愈。

源自《青囊秘传》,紫金膏。

方药组成:土朱,松香。

神效癞头药

头生白痂,小如豆大如钱,俗名钱癣,又名肥疮。多生小儿头上,日久蔓成片,发焦秃落,即成秃疮,又名癞头疮,悉由胃经积热生风而成,抓痒皮破,多出黄水如脓。将头发剃过,用陈菜油调敷头上,倘疳疮,用米泔水洗净,揩燥,真麻油调敷数次,立愈。

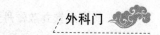

大枫子油

大凡风癣疥癞，杨梅恶疮，其毒受于平日，而发之一朝。今制此油，无论疥癣梅毒，即风火诸癞，亦可治之。李时珍曰：大枫子油，有杀虫劫毒之功。不信然哉。

见载于《全国中药成药处方集》(杭州方)，大风子油。

方药组成：大风子不拘多少。

一扫光疮药

凡人身生疮毒，脏腑内成癥瘕，以及痞块癣癞等症，或痛痒抓破成块，或漫大如疥，皆内有虫为之也。此药无论其疮年远日久，可用猪油调搽，立验。

见载于《全国中药成药处方集》(杭州方)。

方药组成：苦参，川黄柏，烟胶，木鳖子，蛇床子，川红椒，明矾，枯矾，硫黄，大风子油，白樟脑，轻粉，雄黄。

离宫锭子

疔疮肿毒，其初起时不觉其痛，皮肉不变，骤肿无头，急用此锭。将清水磨浓调敷，其效甚神。

源自《医宗金鉴》卷六十二。

方药组成：血竭，朱砂，胆矾，京墨，蟾酥，麝香。

外科硇砂膏

凡痈疽发背恶疮，以及无名肿毒，于初起时脓未作成，预将此膏贴在患处,即消已溃能化脓。若脚甲未剪,侵挤好肉疼痛者,并治亦效。

源自《饲鹤亭集方》,硇砂膏。亦名:外科硇砂膏。

方药组成:鲜桃枝,柳枝,桑枝,槐枝,大山栀,头发,象皮,炒甲片。

附注:外科硇砂膏(《全国中药成药处方集》杭州方)。

坎宫锭子

凡热肿疮毒,宜用清凉之药,亦一定之理也。其患处焮赤红肿,必非阴症。此锭配清凉之味,凡五肿痔疮,用凉水磨浓搽之,其效甚捷。

源自《医宗金鉴》卷六十二。亦名:坎宫锭。

方药组成:京墨,胡黄连,熊胆,麝香,儿茶,冰片,牛黄。

附注:坎宫锭(《疡科捷径》卷下)。

牙疼一粒笑

牙痛,不外风、火、虫三项,又有虚实之分。虚火,其痛甚缓,日轻夜重;实火,痛不可忍;风痛,痛且肿,呵风亦痛;虫痛者,发在一处,痛甚叫号。亦有虚痛在一处者,即将此药塞于患处,用此一粒,即可止痛消肿。如虚火牙,壮年服八味丸,老人服还少丹。

源自《饲鹤亭集方》,一粒笑。亦名:牙痛一粒笑。

方药组成:麝香,蟾酥,乳香,没药。

附注:牙痛一粒笑(《全国中药成药处方集》杭州方)。

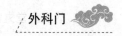

神效癣药

顽癣,乃风热湿虫所致,大小不一,燥湿不同。风癣如云朵,抓之即起白屑;湿癣如虫形,抓之则有汗出;顽癣,抓之则全然不痛;牛皮癣,如牛项之皮,顽硬且坚,抓之如朽木;马皮癣,微痒白点相连;狗皮癣,白斑相簇;此等皆由血燥风毒,克于脾肺二经。每日用鹅翎搽敷七次,即愈。内托用消风散,加浮萍一两,葱豉作引,取汗发散,真神效也。

源自《饲鹤亭集方》。

方药组成:斑蝥,百部,槟榔,土荆皮,枫子肉,白及,川椒。

龙虎化毒丹

此丹专治疯狗、毒蛇嗷伤,并伤寒中风、外科疡科、儿科诸般危急之症。即点眼舌,或调敷,或吞服,无不立效。正济世之至宝,救急之仙丹也。主治列后。

凡疯狗嗷者,头顶上必有红发,宜即拔净。将此丹点两眼角,连点七日,可保无虞。惟百二十日内,忌闻锣声。如伤至十四日后者,毒深,宜舌尖上,添点一粒如芥子大,其药水咽下不妨。

凡毒蛇嗷者,不论何种,先用油头绳扎住伤处两头,取地浆水,或盐水,和烧酒洗伤处。拔净蛇牙,将丹速点两眼角七日。倘伤在腰胁、肚腹、肾囊等处,亦应加点舌尖上一粒,以保心包,药水咽下无妨。若伤偏旁手足,但用点眼之法。

凡伤寒蒙症,小儿急惊,老人中风,卒然厥死,及各痰火风热,关隔不通诸般危症,皆用点舌法。或四肢发冷,目睛上视者,令服五厘。

凡外科阳症疮疡,落在忌穴,将此丹涂于穴上,即可移毒化攻穴外。或逢痈疽疔疮等症,火攻心包,身热神倦昏迷,即点舌尖一粒,药水令其咽下。

凡危急痧症时感,用此丹吹鼻管少许,男左女右,神效异常。孕妇酌用,不宜吞服。

见载于《全国中药成药处方集》(杭州方)。

方药组成:西牛黄,珍珠粉,当门子,梅冰片,银消,飞腰黄,飞月石,炉甘石。

一粒珠

治一切无名肿毒,对口搭手,痈疽发背,顽恶诸疮。未成即消,已成即溃。真外科之至宝,诸毒之圣药也。每丸用酒化服。

源自《青囊秘传》。
方药组成:全穿山甲(炙),原寸香。

阳和解凝膏

是疮疡有阴阳之分。初发肿痛高起,为阳为痈;平陷不肿,为阴为疽。此膏专治无名肿毒,瘰疬流注,风毒阴疽,乳岩恶核,诸般白色恶疽等症。未溃即消,已溃破烂,渐能收功。按症点于患处,毋不应验。兼疗疟疾、冻疮,其效如神。能治阳化阴消,故名阳和之称也。

源自《外科全生集》卷四。亦名:阳和膏。

方药组成:鲜大力子(根叶梗),活白凤仙(梗),上二味,入香油煎枯去滓,次日入下药:川附,桂枝,大黄,当归,肉桂,官桂,草乌,川乌,地龙,僵蚕,赤芍,白芷,白蔹,白及,川芎,续断,防风,荆芥,五灵脂,木香,香橼,陈皮,再煎,药枯沥滓,隔宿油冷,见过斤两。每油加炒透黄丹搅和,文火慢熬,熬至滴水成珠,不粘指为度,即以湿粗纸罨火,以油锅移放冷灶上。乳香,没药(末),苏合油,麝香。

附注:阳和膏(《经验方》卷上)。

万应喉症散(一名石钟鸣)

凡人咽喉之处,为呼吸之所通,饮食之所由,此乃一身紧要之囊籥也,性命关系甚大矣。若邪火客于少阴之经,升动三焦,火盛上炎,故蕴热上冲,或由奔马逆冲于上焦,其气郁结不舒,以致喉舌肿痛生疮,多有顽痰闭入喉间,其症则由五味七情所伤。或有元气一虚,相火涌作,此亦如天行时疫、大头瘟、喉痹喉风、单双乳蛾之类,初发为潮热,口渴舌干,则水火不得升降,津液难以下咽,顷刻之间,症有危险万分。往往所发此症者,令人无剂治之。今本堂觅置是方,虔修选用,珍宝等品,能清热气上冲,善去痰涎。凡患者将药吹入喉内,则风火自消,痰能渐化,肿退病愈,立见音响如钟,试验喉症之圣药也。

并列除瘟化毒散

粉葛根二钱,生地二钱,淡黄芩二钱,姜虫二钱,浙贝母三钱,蝉衣一钱,山头根二钱,生甘草五分

此方喉症初起可服,如单双乳蛾喉口,加冬桑叶三钱煎服。

见载于《中医方剂临床手册》。

方药组成:青黛,生石膏,象牙屑,人中白,玄明粉,青果炭,天花粉,西月石,炉甘石,冰片。

又方:见载于《北京市中药成方选集》,石钟乳。

方药组成:西瓜霜,人中白(煅),雄黄,朱砂,犀角,牛黄,珍珠(炙),冰片,麝香。

麻黄膏

治风寒湿毒,脓窠癫疥。使毒外透,肌肤自润也。

源自《饲鹤亭集方》。

方药组成:猪板油(熬去渣入),麻黄,百部,风子肉,花椒,升麻,紫草,枯矾。

小金丹

治流注初起,及一应痰核瘰疬、乳岩横痃、无名阴疽等症。未成散毒,已成拔毒,并杜流走窜生之患。每早晚服一丸,用温酒送下,盖被取汗为度。应验如神。不可与各种参同日服。

源自《外科全生集》卷四。亦名:小金丸。

方药组成:白胶香,草乌,五灵脂,地龙,木鳖(制末),没药,归身,乳香(净末),麝香,墨炭(陈年锭子墨,略烧存性,研用)。

圣灵解毒丸

人身之生疮毒,多由平时之不慎。若生阴疮阴毒者,无论巳,乃或杨梅广疮,则房欲之不慎;湿毒脓窠,则居处之不慎;横痃鱼口,则饮食之不慎;甚至便毒腐烂,上攻五官,便形毒名,皆前日五脏受之,而后五官形之者也。此丸服之,可以通圣,灵验异常,诚解毒之妙药也。每用开水送服三钱。

源自《饲鹤亭集方》。

方药组成:犀黄,珍珠,滴乳石,琥珀,川连,雄黄,银花,木通,胆草,滑石,杏仁,甘草,僵蚕,甲片。

外科六神丸

是丸系珍宝之品,按以君臣佐使,配成修合。专治时邪疬毒,痈疽发背,一切恶疮等症,以疗外科证之圣药也。凡购者,宜藏燥处,慎勿泄气。随症施治,无不奏效如神,其功述不尽矣。

治烂喉丹痧,双单乳蛾,甚至茶水难进者,每用十丸,开水化和,徐徐咽下,无不立效。重者倍进一服。

治疔疮,对口流注,肠痈腹疽,乳痈乳岩,一切无名肿毒。外用是丸研末和酒敷之,并内服十丸,深则倍之。

治小儿急惊风,危在顷刻者,开水化服十丸,症重倍之。

孕妇及虚劳者忌服。疔疮切忌荤腥。

源自《青囊秘传》,六神丸。

方药组成:乳香,没药,熊胆,鲤鱼胆,硇砂,狗宝,元寸,白丁香,蜈蚣,黄占,头胎男乳,腰黄,扫盆,真西黄,白粉霜,杜酥,乌金石。

喉痛铁笛丸

咽喉之位,司呼吸者也。言语出入,通乎天气,人身中紧要之橐籥也。乃忽然肿痛,声音阻隔,三焦之火上炎于此,则水火不得升降,津液难以下咽,顷刻之间,危险万分,此阴虚劳热之症也。急宜开发升散,立攻之使下,如铁笛之洞徹无遗,斯下焦之热顿消也。每服一丸,随时嚼化。所忌烟酒、动火之物。

源自《寿世保元》卷六,铁笛丸。

方药组成:当归(酒洗),怀熟地黄,怀生地黄,天门冬(去心,盐炒),黄柏(蜜炒),知母,麦门冬(去心,盐炒),玄参,白茯苓(去皮),诃子,阿胶(炒),人乳,牛乳,乌梅肉,甜梨汁。

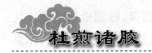

杜煎诸胶

全副虎骨胶 ·············· 213
四腿虎骨胶 ·············· 214
纯黑驴皮胶 ·············· 214
龟鹿二仙胶 ·············· 214
鹿角胶 ·············· 215
麋角胶 ·············· 215
毛角胶 ·············· 215

鹿肾胶 ·············· 216
霞天胶 ·············· 216
黄明胶 ·············· 216
龟板胶 ·············· 217
鳖甲胶 ·············· 217
虎头胶 ·············· 217

全副虎骨胶

按虎骨膠,专为老年血不养筋之要药也。老年气血就衰,筋力日颓,不复振矣。虎之强悍,虽死不仆,故补益之义取诸此。其能壮筋骨,益气血,息内风,止疼痛者,亦以此为胜焉。若外受风寒湿之病,切不可服,服之难以救治。若少年弱妇,服之难产,亦宜忌之。

虎为金兽,百兽之长也。一纵数百里,一啸风自生。猛挚雄健,非凡兽比,有阳出阴藏之象焉,故能治风疾。凡筋骨衰颓,脚胫无力,风病挛急,屈伸不得,走痓骨节风毒,癫痓惊痫诸病,服之强健,诚补血益气之要药也。久服延年。

213

四腿虎骨胶

夫虎之一身,筋节气力,皆在于四胫,故能追风定痛。凡有腰脚不遂,臂胫疼痛,惊悸健忘,风痛邪气,杀鬼疰毒,休息痢疾,痔漏脱肛,服之咸宜。

纯黑驴皮胶

按黑驴皮胶,即阿胶也。以阿井之水,入黑驴皮,煎炼成胶。东阿井,在山东兖州府阳谷县东北,即古东阿县。此清济之水,伏行地中,历千里而发于此,是以为佳。今井官禁,难以取汲,售者多伪,目珠难辨。溯自杭地临平界,有宝幢井,前有以此水煎此胶,今填平多年,久无此水,诸家俱书宝幢水煎,亦虚名耳。然西湖佛地也,灵隐天竺诸山,大士现身,其水至洁,如菩提水也。本堂之厂,设立西湖之傍,精选纯黑驴皮,系于西湖,漂浸数天,至净为度,然后汲水煎成。胜于阿泉,是以可贵。用特表之,以告四方之高明者。

《内经》云:驴皮煎胶,能入心补血,入肺补气,入脾补阴。凡妇女心包之血,不能散行,经脉下入于腹,则为崩坠,劳极气虚,皮毛洒洒,如疟状之先寒。脾为后天,生血之本,虚则阴血内枯,腹腰空痛,四肢酸疼,以上诸症,皆能治之。且血得脾以统,所以治下血之功;胎以血为养,所以有安胎之效。血足气亦充,是轻身而益气也。

龟鹿二仙胶

天下最灵多寿而得仙者,惟龟与鹿耳。龟属阴,其首常藏向腹，通任脉，故补心补肾补血，皆以养阴也。鹿属阳，其鼻常反向尾，通督脉，故补命补精补气，皆以养阳也。前辈诸名家，究物理之元微，尽神工之能事，观龟鹿之所主治，自可心解而力行。今合二仙煎熬成胶，凡诸虚百损者，服之延年，功效神矣。

鹿角胶

按苏髯翁良方云：鹿，阳兽，见阴而角解；麋，阴兽，见阳而角解。故补阳以鹿角为胜，补阴以麋角为胜，其功用有如此者。本堂自运关角，剔选至精。凡有枯角双角，以及一切杂角，概不入药。而我主人利物济人之心可见矣。

《熊氏礼记疏》云：鹿是山兽，迨夏至阴生而解角，取阳退之义焉。其性淫，其寿长，取角熬胶，能补男子伤中劳绝，腰痛羸瘦，肾气虚冷，补中益气，妇人血闭无子，止痛安胎。服之则壮阳健骨，补血添精，阴生宫暖，血海充盈，故轻身延年。

麋角胶

李时珍曰：麋，鹿属也。迨冬至一阳生而解角，取阴退之象焉。班孟坚曰：麋性淫迷，气味甘热，故能补阴血，疗风气。凡一切腰膝不仁，血虚筋疼者，皆可补益。可知麋以阴为体，久服长生。其功不甚伟哉。

毛角胶

鹿之一身俱有益于人，而毛角与茸比之，特稍长耳。通督脉之阳，故能补精益髓，添血壮阳。凡男子一切虚损，女子崩中漏血,带淋赤白者,空心酒服,则补肾壮阳,暖宫滋血,功莫大焉。

鹿肾胶

鹿为阳兽,而其肾乃至阴,气味甘平,能安五脏,壮阳气。凡肾虚耳聋者,即以此胶煮粥煮羹,食之颇佳。兼治妇人血虚带淋,腰膝酸痛,不能受孕者,与黑驴皮胶擂入服之,更妙。

霞天胶

丹溪倒仓论曰:肠胃为积谷之室,受物运化,气运之也。或七情五味,有伤中宫,则痰停血积,互相纠缠,或发为瘫痪,为劳瘵[①],为蛊胀,中宫愆和,非九胶治之不为功。此方出自西域异人所授,其法用牛,取其补脾胃也。当腊月八日,或戊己日,用未交感之小牛,宰之去其毛血,全身煮熬,精工秘制,而胶乃成。夫牛,丑也。脾胃属土,服之则中土敦厚,而健乾无疆,云雾全消,而霞光生色,实保后天之圣药也。补益之法,不甚奇哉,故名曰霞天胶。

黄明胶

牛属土,得中正之气,其色黄明,故牛皮胶曰黄明胶。气

---

① 劳瘵:láo zhài,病名。劳病之有传染性者。一作痨瘵。《济生方·劳瘵》:"夫劳瘵一证,为人之大患,凡受此病者,传变不一,积年染疰,甚至灭门。"《三因极一病证方论·劳瘵叙论》证见寒热盗汗,梦与鬼交,遗泄白浊,发干而耸,或腹中有块,或脑后两边有小结核,连复数个,或聚或散,沉沉默默,咳嗽痰涎,或咯脓血,如肺痿、肺痈状,或复下利,羸瘦困乏。

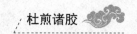

味甘平,脾虚补之最宜。凡肺痿吐血,衄血不止,咳嗽不瘥,女子胎动下血,风湿走注,及一切痈疽肿毒,活血止痛,润燥利肠,服无不宜,功效大矣。

龟板胶

龟之为物,至灵而多寿,灵可供卜,寿至千年,故其甲名败龟板。以此入药,大有补阴之功。常居水中,禀北方之气以生,故能补阴,治血,治劳也。凡有阴虚血弱,寒热伤劳,癥瘕痃疟,五痔湿痹,以及妇儿一切虚劳风疮,服之最宜。夫龟通任脉,降龙雷之火,而益金水之功者,即此物也。

鳖甲胶

鳖甲,乃厥阴肝经血分之药也。药性言治劳瘦骨热,故虚劳之症多用之。夫龟之色青,所主治者,疟劳寒热,痃瘕惊痫,经水痈肿,阴虚阴疮,皆厥阴血分病也。服之而补阴补气,消毒益血。凡一切阴亏之症,无不咸宜。久服轻身,功效神也。

虎头胶

李时珍曰:虎骨俱可用,惟随病取之耳。如手足无力,当用胫骨;腰背诸风,当用脊骨;而头乃一啸而风生,振动而有威,追风定痛,健骨峻厉者,在此头也。凡辟邪疰,治惊痫,祛头风,疗疮疽,煎熬成胶,取而服之。应效之神,难以尽述。

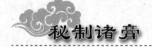

秘制诸膏

潞南上党参膏 …………… 218
真绵上黄芪膏 …………… 218
金钗石斛膏 ……………… 219
天麦二冬膏 ……………… 219
臞仙琼玉膏 ……………… 219
枇杷叶膏 ………………… 220
夏枯草膏 ………………… 220
金樱子膏 ………………… 220
代参膏 …………………… 220

两仪膏 …………………… 221
桑椹膏 …………………… 221
益母膏 …………………… 221
豨莶膏 …………………… 222
雪梨膏 …………………… 222
玫瑰膏 …………………… 222
胡氏热体延寿膏 ………… 222
胡氏寒体延年寿膏 ……… 223

潞南上党参膏

古无党参之名。按《别录》曰：人参产上党山谷，即今山西潞州也，形长而黄，润实而甘，以凤党、阶党所出比之，惟上党为最胜。今之所谓潞党参，即古之所谓人参也。本堂自运潞上党参，炼熬成膏。服之理脾胃，泻阴火，补五脏，安心神，具阳生阴长之功，得敷布精微之妙，其功不甚伟哉。

真绵上黄芪膏

黄芪，出山西沁州绵上者为良。气味甘温，能令人肥。

禀少阳之气,入胆与三焦,禀太阴之味,入肺与脾,并治痈疽久败疮,排脓止痛,大风癞疾,五痔鼠瘘补虚,小儿百病。本堂自办绵上黄芪,真正至美。今制熬成膏,为久病补虚之圣药也。

源自《圣济总录》卷一三〇,黄芪膏。

方药组成:黄芪(锉),零陵香,赤芍药(锉),芎䓖(锉),天麻(锉),防风(去叉,锉),生干地黄(锉),黄蜡,清油。

金钗石斛膏

石斛生于石上,味甘色黄,状如金钗之股,故有是名。凡有风寒湿之病,而脾先受之,则阴虚伤中,痹弱气喘者,此膏服之,能补脾清肺,虚劳自复,强健自生。精神足,则阴气之精华自储,肠胃受益,所谓运行土气而诸病愈也。

天麦二冬膏

天门冬,气味苦平,禀寒水之气,而上通于天。麦门冬,气味甘平,禀水精而上通阳明。一本横生,根颗连络,经脉周通,皆禀少阴水精之气,故能开转闭藏而上达也。今合二冬制熬成膏,消痰顺肺,生脉清心,真妙剂也。久久服之,则肾固气平,体健轻身,不老不饥之效可见矣。

瞿仙琼玉膏

肺火盛则咳嗽,脾有湿则痰生。今津液枯燥,有声无痰,是为干咳,原其病实不由脾而生。是膏滋阴生水,而火自有制,补土生金,而反燥为润,然后益其肺气以泻火,清其肺热以生津,所谓金旺而水生,火平而燥退也。

源自《医学正传》卷二引臞仙方,琼玉膏。

方药组成:人参,沉香,琥珀,白砂蜜(煎沸,去沫),白茯苓(去皮,净者),生地黄(去芦,净者)(洗净,银石器内杵细,取自然汁。大忌铁器)。

枇杷叶膏

枇杷叶,气薄味厚,阳中之阴也,能清肺和胃,嗽热降气。时珍治火降痰渴,逆除而呕咳止。下气有功,则肺胃之病可消。诚清肺之良药也。

夏枯草膏

夏枯草,气味苦辛寒,禀纯阳之气,得阴则枯,故名之。此膏能治寒热瘰疬,鼠瘘头疮,破癥瘕,散结毒,脚肿湿痹,目珠疼痛等症,专补厥阴血脉之圣药也。每用清茶送服钱半。试验极效。

金樱子膏

金樱子,气味酸涩,能通经络隧道,以畅其平和。今煎熬成膏,凡有脾泄下痢,遗精泄气者,服之则补肾益精,活血驻颜,取其温且涩也。令人耐寒轻身,功效乃神矣。

代参膏

脾为肺母,气为水母。肺者气之本。李东垣曰:脾胃虚者,悉由饮食劳倦,心火亢甚之故,致使土位有乖,而肺气先绝,则自汗上喘之病生矣。此膏润肺以和中,补脾以益气,然后和血养阴,而元气自复。功效如是,诚可代人参矣。

两仪膏

一阴一阳之为道。若消长失常,盛衰愆伏,则不得其道。如人身然,心血虚则精神恍恍,惊悸健忘,体倦食少,此脾虚不能摄血,致血妄行,而两仪忒矣。是膏定心神,镇惊悸,大补气血,可谓具阳生阴长之功者,两仪自生,是之谓两仪膏。

桑椹膏

桑乃箕星之精,其椹能利关节,镇心神。歌曰:"扶桑扶桑高入云,海东日出气氤氲。沧海变田几亿载,此树遗根今尚存。结子如丹忽如漆,绿叶英英翠可扪。真人采窃天地气,留与红霞共吐吞。濯磨入鼎即灵药,芝术区区未可群。餐松已有入仙去,我今朝夕从此君。"可知采此熬膏,则发热口渴者,服之能固肾水,生精神,乌髭发,益聪明,久久服之,可保长生。

益母膏

益母草,即《纲目》茺蔚是也。其气微温,其味甘辛,主治活血行气,阴中之阳,手足厥阴经药也。凡妇女经脉不调,一切胎产气血诸病,服之最效,大有补阴之功。并治折伤内损,瘀血积滞,天阴则痛等症,又能治风,益心力,久服轻身,明目益精,补血妙品也。

豨莶膏

豨莶，一名猪膏母，九蒸九晒，可补人去痹。今熬膏送服，不特搜风散湿，而且健脾胃，强筋骨，尤为中风挟湿之要药也。故唐时成讷，有进豨莶表，而宋时张咏，又有进豨莶表。云："其草颇类苍耳。臣吃百服，眼目清明，即至千服，髭发乌黑，筋力轻健，效验多端。比之饵松含柏，获效有何异哉？"

雪梨膏

雪梨，即乳梨也，称为上品，疗病最佳。较之别种梨果，惟此为胜。时珍曰：可治风热润肺，凉心消痰，降火解毒，若伤寒发热，火症失音者，服之立效，益人非浅。一士人状若有疾，厌厌无聊，遇茅山道士，云日食一梨，后病果愈。今制熬成膏，其功岂有异哉？

玫瑰膏

玫瑰花，足厥阴足阳明药也。《纲目》虽未载，而世人疗病甚广，故熬膏。可治肝胃二经之病。凡有肝未平则平之，胃未暖则暖之，养血补阴，功效立见。

胡氏热体延寿膏

专治先天薄弱，诸阴不足，阴不耐阳，五心烦热，惊悸健忘，精神衰微，形容枯槁，或咳嗽盗汗，夜梦遗精，脚膝无力等症。此膏能补诸虚百损，五劳七伤，并调气血阴阳，男女皆

宜。久服则阴精充固,有转老还童,乌须黑发,育子延年
之功。

胡氏寒体延年寿膏

专治先天不足,诸阳衰微,以及肾元虚冷,阳事不兴,精
神短少,梦遗滑精,夜溺频多等症。是膏善能补益诸阳,培长
精神,填精益髓,壮筋健骨。少年服之益血生精,老年服之返
老还童,乌须黑发,暖宫壮阳,育子延年。一切功效,难以
尽述。

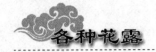

各种花露

鲜生地露 ················ 224

地骨皮露 ················ 224

枇杷叶露 ················ 225

夏枯草露 ················ 225

金银花露 ················ 225

玫瑰花露 ················ 225

白荷花露 ················ 225

早桂花露 ················ 226

甘菊花露 ················ 226

黄菊花露 ················ 226

茉莉花露(不备) ········· 226

霜桑叶露 ················ 226

薄荷叶露 ················ 226

鲜佛手露 ················ 227

鲜藿香露 ················ 227

鲜橄榄露 ················ 227

鲜稻子露 ················ 227

陈香橼露 ················ 227

马兰根露 ················ 227

野蔷薇露 ················ 228

香青蒿露 ················ 228

鲜生地露

此能逐血痹,泻实热,滋脾血,益肾气。除皮肉筋骨之痹,疗折跌绝筋之症,荡其寒热积聚,补其中焦精汁。诚脾肾经药也。

地骨皮露

此能去肾风,益精气,解骨蒸,消渴疾,泻肾火,降肺中伏火。诚下膈肝肾虚热之要药也。若上膈吐血,取而嗽口,亦极神验。

枇杷叶露

此能止咳嗽,治肺痿,和胃降气,清热解暑,是肺气热嗽之良方也。若衄血不止者热饮,痘疮溃烂者,饮而兼洗。其效甚神。

夏枯草露

此能治瘰疬,散结气,去脚肿,消湿痹。禀纯阳之气,得夏则枯;补厥阴血脉,其功甚伟。解退寒热,明目补肝,补血分之功能。

金银花露

此能解热毒,疗血痢,痈疽发背,伏硫制汞,故有通灵之美称也。

玫瑰花露

此能养血脉,补阴虚,平肝暖气,和胃悦脾,诚九种心痛之要药。

白荷花露

此能清心神,解热暑,消痰止血,益智固精,诚驻颜轻身之神品。

早桂花露

此能止牙痛,补肾气,平肝化痰,暖脐生津,诚益胃补脾之神品。

甘菊花露

此能祛头风,除目翳,消痰宽胸,耐老延年,治金水阳分之要剂。

黄菊花露

此能除风热,清阴肿,补水益金,平肝补阴,治金水阴分之要剂。

茉莉花露

此能润肌肤,长须发,可以取液,可以煮茗,诚香气扑人之妙品。

霜桑叶露

此能消渴热,止盗汗,明目长发,逐去风痹,乃手足阳明之药也。

薄荷叶露

此能搜肝气,除肺盛,消风散热,小儿风涎,手足厥阴气分药也。

鲜佛手露

此能祛烦热,除骨蒸,宽胸理气,开胃益脾,诚消痞积之妙剂也。

鲜藿香露

此能止呕逆,治霍乱,温中快气,清暑消热,诚助脾胃之神品也。

鲜橄榄露

此能消酒毒,解河豚,生津止渴,开胃下气,诚治一切鱼鳖之毒。

鲜稻子露

此能止霍乱,解烦渴,补中益气,健脾暖胃,诚令人补益之妙品。

陈香橼露

此能治心烦,利胃气,饱胀噎膈,痰水立消,泃清香扑人之佳物。

马兰根露

此能破宿血,治惊痫,疗痔漏疮,止诸疟病,诚入阳明血分经也。

野蔷薇露

此能疗诸疮，散热毒，味酸性温，驱邪消风，兼治一切惊风诸症。

香青蒿露

清虚热，散外邪，其气芬芳，能除疟痢，其味清凉，能愈疮疥。

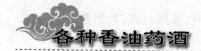

各种香油药酒

檀香油 ················· 229
丁香油 ················· 229
肉桂油 ················· 229
薄荷油 ················· 230
百益长春酒 ··········· 230
史国公药酒 ··········· 230

法制五加皮酒 ········· 231
养血愈风酒 ··········· 231
参桂养荣酒 ··········· 232
佛蓝洋参酒 ··········· 232
虎骨木瓜酒 ··········· 232
补益杞圆酒 ··········· 233

檀香油

热肿能消，温之功也；噫嗝能止，辛之力也。若除肾气痛，止心腹疼，涂擦患处，此香最良。

丁香油

寒气凝结，辛能解之；风痹疼痛，温能化之。若杀虫疗臭，辟恶去邪，此香摩擦，其效如神。

肉桂油

能利肝肺气，能治九种痛。沉寒痼冷，摩擦能温；结气壅脾，摩擦能热；凡脾肾之病，以此搽擦，宣通乃效。

薄荷油

辛能散风邪,凉能清利气,头风目赤,能消散之;肝火上升,能宣达之。凡一切风热,摩擦患处,自能取效。

百益长春酒

凡人有虚损劳伤,筋骨疼痛,此血不养筋,以致于是。又有半身不遂,或瘫或痪,口眼歪斜,以及痰疟受邪,跌打损伤,悉由气血有亏。久服此酒,则百体受益,可保长春。

源自《寿世保元》卷四引刘三川方,长春酒。

方药组成:黄芪(蜜炙),人参,白术(去芦),白茯苓(去皮),当归,川芎,白芍,熟地黄,官桂,橘红,南星,半夏(姜炒),苍术(米泔水浸),厚朴(姜炒),砂仁,草果仁,青皮(去瓤),槟榔,丁香,木香,沉香,五味子,藿香,木瓜,石斛,杜仲,白蔻壳,薏苡仁,枇杷叶,桑白皮(蜜炙),神曲(炒),麦芽(炒),甘草(炙)。

史国公药酒

凡男妇有风痹之症,则必四肢麻木,拘挛时形,左瘫右痪,以致骨节痛甚,下元虚软,并一切所受风寒湿之症。此酒和暖香甘,随量饮之,补益有功。

源自《万氏家抄方》卷一,史国公万病无忧药酒。亦名:史国公百病无忧药酒、史国公浸酒良方、史国公药酒、史国公酒、万病无忧酒。

方药组成:防风(去芦),秦艽(去芦),当归,萆薢(酥

炙),羌活,鳖甲,川牛膝(去芦),虎胫骨(酥炙),白术(去
芦),油松节(捶碎),杜仲(姜汁拌,炒去丝),晚蚕沙(炒黄
色),苍耳子(捶碎),枸杞子(炒),干茄根(饭上蒸熟)。

　　附注:史国公百病无忧药酒(《医便》卷五),史国公浸酒
良方(《古今医鉴》卷二),史国公药酒(《医方考》卷一),史
国公酒(《何氏济生论》卷一),万病无忧酒(《集验良方》
卷二)。

法制五加皮酒

　　凡男子肾水虚寒,小便余沥,妇人气不足,腰膝常痛,故
有瘫痪拘挛之症,悉由五劳七伤,有以致之也。是酒随量饮
之,则调和营卫,大补心神,至气运而功见也。

　　源自《饲鹤亭集方》,五加皮酒。

　　方药组成:五加皮,熟地,当归,制首乌,杜仲,川断,川
芎,红花油,松节,威灵仙,海风藤,秦艽,羌活,独活,虎胫骨,
官桂,炙甘草,红枣。

养血愈风酒

　　凡五劳七伤,中风拘挛者,皆风痹之气,发于筋骨,以致
四肢疼痛,血不养筋,故痰湿易生,虚损过甚。此酒服之,则
血能养而诸风不作,试之神效。

　　见载于《全国中药成药处方集》(上海方)。

　　方药组成:独活,杜仲(炒),怀牛膝,玄参,天麻,川萆薢,
生地,羌活,熟地,当归,官桂,玉竹,烧酒。

参桂养荣酒

凡参为补元之上品,桂为纯阳能上升也。此酒能随量常饮之,则养其荣而阴阳和,调其气而精神壮,延年益寿,是其效也。

见载于《全国中药成药处方集》(杭州方),参桂养荣丸。

方药组成:潞党参,大熟地,远志肉,炒冬术,生白芍,陈皮,白茯苓,全当归,五味子,炙甘草,炙黄芪,肉桂。

佛蓝洋参酒

凡人气血不足者,惟参能补之平之,则水火既济,而阴阳调和。此酒常服之,则养血者是酒,益气者亦是酒,筋骨由是壮,精神由是补,鹤发童颜,其效岂浅鲜哉。

虎骨木瓜酒

虎骨刚劲而气壮,木瓜酸香而性脆,故追风定痛,虎为之也,转筋强骨,瓜利之也。凡骨胫挛急,脚膝无力,是能调和营卫,补助谷气,应效甚神。

见载于《全国中药成方处方集》。

方药组成:虎骨胶,木瓜,红花,官桂,独活,当归,川芎,怀牛膝,川断,天麻,玉竹,杞子,制乳香,制没药,桑枝,桑寄生,油松节,土烧酒。

又方:见载于《丸散膏丹集成》。

方药组成:虎骨(酥炙),木瓜,川芎,川牛膝,当归,天麻,五加皮,红花,川续断,白茄根,玉竹,秦艽,防风,桑枝(一方有羌活、独活、千年健、山栀、陈皮,无天麻、防风、续断、白茄根)。

补益杞圆酒

杞子龙眼,皆补益心神之君药也。凡有五藏邪气,七情劳伤,势必至心痛烦渴,神志不宁,以二味制酒服之,则补虚长智,开胃益脾,而肾自滋,而肺自润,功效乃见。

见载于《中国医学大辞典》。

方药组成:枸杞子,龙眼肉。

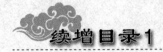

续增目录 1

金锁玉匙散 ……………… 234

喉症锡类散 ……………… 235

局方凉隔散 ……………… 235

犀黄醒消丸 ……………… 236

醒消丸 …………………… 236

外科犀黄丸 ……………… 236

三黄宝蜡丸 ……………… 237

大陷胸丸 ………………… 237

小陷胸丸 ………………… 237

三层茴香丸 ……………… 238

归肾丸 …………………… 238

瘰疬疏肝丸 ……………… 238

新采消疬丸 ……………… 239

芊芀丸(又名蹲胝丸) … 239

男科八珍丸 ……………… 239

萆薢分清丸 ……………… 240

缩泉丸 …………………… 240

理中丸 …………………… 241

保金丸 …………………… 241

拨云退翳丸 ……………… 241

神犀丸 …………………… 242

救苦玉雪丹 ……………… 242

胎产金丹 ………………… 243

甘露消毒丹 ……………… 243

九龙丹 …………………… 244

鲜橄榄膏 ………………… 244

桑枝膏 …………………… 244

干地黄露 ………………… 244

熟地黄露 ………………… 245

蚕豆花露 ………………… 245

佩兰露 …………………… 245

十大功劳露 ……………… 245

秘制肺露 ………………… 245

金锁玉匙散

喉痛一症关系甚大,饮食呼吸为一身之要隘。凡遇此症,必系邪火蕴结于内,上冲咽喉,以致肿痛烂喉恶症。即用此散吹入数次,将涎沫吐出,其效立见,真救急要药也。

源自《三因极一病证方论》卷十六,玉钥匙。亦名:玉匙散、玉锁匙。

方药组成:焰硝,硼砂,脑子,白僵蚕。

附注:玉匙散(《脉因证治》卷四),玉锁匙(《痘疹活幼至宝》卷终)。

喉症锡类散

凡患喉症,皆由风火所乘上攻于喉,故发红白斑、双单蛾烂、喉痧等症,或染时毒危险。本堂虔制此散,吹数次,功效如神,诚为喉症圣药耶。

源自《金匮翼》卷五,名见《温热经纬》卷五,锡类散。

方药组成:西牛黄,冰片,珍珠,人指甲(男病用女,女病用男),象牙屑(焙),青黛(去灰脚,净),壁钱(焙,土壁砖上者可用,木板上者不可用)。

局方凉隔散

凡内火上炎中焦,发热口渴,目赤以及口疮唇裂,两便闭结,小儿急惊身热等症,每服一钱,开水送下。

源自《太平惠民和剂局方》卷六,凉膈散。亦名:连翘饮子、连翘消毒散。

方药组成:川大黄,朴消,甘草(爁),山栀子仁,薄荷叶(去梗),黄芩,连翘。

附注:连翘饮子(《宣明论方》卷六),连翘消毒散(《外科心法》卷七)。

犀黄醒消丸

凡患乳痈瘰疬,痰核横痃,以及肺痈一切肿毒等症,甚属危险,设无良药,后患堪虑。本堂虔制此丸,专治上列各症。每服一钱,温酒送下,屡试功效如神。

源自《外科全生集》卷四,犀黄丸。亦名:西黄丸。

方药组成:犀黄,麝香,乳香,没药(各去油,研极细末),黄米饭。

附注:西黄丸(《治疗汇要》卷下),《中国医学大辞典》引作"西黄醒消丸"。

醒消丸

凡有痈疽发背,以及一切无名肿毒、内攻等症,宜用温酒吞服一二钱,使醉后出汗,诸毒随汗而出,至醒乃消,因名醒消,功效如神,毋轻视之。

源自《外科全生集》卷四。

方药组成:乳香(去油),没药(去油),麝香,雄精(各研极细),黄米饭。

外科犀黄丸

凡热肿疮宜用清凉之品。是丸能解肿消热毒,以及疹疮下疳,止痛消肿。每服二三钱,开水送下。

源自《全国中药成药处方集》,解毒犀黄丸。

方药组成:川香,没药,乳香,牛黄。

三黄宝蜡丸

此治跌打损伤,或从高下坠,或杖棍受伤,瘀血流注,遍身肿痛。轻者半丸,重则一丸,陈酒送下。

源自《医宗金鉴》卷八十九。

方药组成:天竹黄,雄黄,刘寄奴,红芽大戟(去骨),麒麟竭,归尾,朱砂,儿茶,净乳香(去油),琥珀,轻粉,水银(同轻粉研不见星),麝香(如无真天竹黄,以真胆星代之)。

大陷胸丸

此丸专治伤寒不化,肠胃闭结,通降失调。凡体坚之症,形色俱实,每服一二钱,开水送下,效力如神。

源自《伤寒论》。亦名:陷胸丸。

方药组成:大黄,葶苈子(熬),芒硝,杏仁(去皮尖,熬黑)。

附注:陷胸丸(《太平圣惠方》卷十五)。

小陷胸丸

凡症由寒湿而成,肠胃留邪阳明,伏热呕恶,大便不解,每服二钱,开水送下。

源自《幼科发挥》卷三。

方药组成:枳实(麸炒),半夏,黄连(姜汁炒),草豆蔻(炒)。

三层茴香丸

此治疝气之症,或阴囊肿胀,睾丸偏坠,坚硬如卵,坐走不便,皆肾气不足之故。每服三钱,空心淡盐汤送下。

源自《百一》卷十五,三增茴香丸。亦名:三层茴香丸、一二三层茴香丸。

方药组成:第一料:茴香(舶上者,用海盐半两同炒焦黄,和盐称),川楝子(炮,去核),沙参(洗,锉),木香(洗);第二料:加荜茇,槟榔;第三料:又加白茯苓(紧小实者,去黑皮),黑附子(炮,去皮脐秤)。

附注:三层茴香丸(《证治准绳·类方》卷六),一二三层茴香丸(《全国中药成药处方集》济南方)。

归肾丸

元阳足,则筋力强健,心神定,先天禀受所致也。凡肾水亏弱,腰膝酸软,肠鸣泄泻等症,服此丸三钱,盐汤送下。

源自《景岳全书》卷五十一。

方药组成:熟地,山药,山茱萸肉,茯苓,当归,枸杞,杜仲(盐水炒),菟丝子(制)。

瘰疬疏肝丸

夫瘰疬有风热毒之异,有筋痰之殊。先寒后热,结核浮肿,颜色透红,微热痛者,每服三钱,开水送下。

源自《饲鹤亭集方》引缪仲淳方。

方药组成:昆布,海石,川贝,牡蛎,天葵子。

新采消疬丸

此治瘰疬。或从耳下,或耳后颈下至肩,皆少阳经有受心脾之邪。而作是丸,性味和平,收效奏功甚速。每服三钱,开水送下。

源自《外科大成》卷二,家传消疬丸。

方药组成:天花粉(捣烂,水浸三日,取沉者,晒干用),绿豆粉(用薄荷叶蒸过),香附米(童便浸),贝母,茯苓,白术,柿霜,牛皮胶,牡蛎(煅),百合,山慈菇,杏仁,细茶,粉草,青黛,硼砂,白矾。

芋艿丸(又名蹲鸱丸)

夫瘰疬,由外受风寒,伏于经络,结核浮肿,骤成硬块,小儿弱体,每多此症。无论远年新发,服丸可消。每早三钱,开水送下。

源自《济世养生集》,蹲鸱丸。亦名:芋艿丸。

方药组成:真香梗芋艿(取去皮者,慎勿烘炒,竹刀切片,晒极燥)。

附注:芋艿丸(《中国中医大辞典》)。

男科八珍丸

此治身体虚弱,四肢疲倦,肌肉衰瘦,惊悸健忘,遗精耳鸣,潮热盗汗等症。每服三钱,开水送下。

源自《回春》卷四,加味八珍丸。

方药组成:当归(酒洗),南芎,白芍(酒炒),熟地黄(酒蒸,晒干),人参(去芦),白术(去芦,炒),白茯苓(去皮),粉草(蜜炙),陈皮。

草薢分清丸

凡阳明不和,脾胃受之,以致逆气便数,湿热下注,五淋白浊,小便淋漓,溺管肿痛。此能治通心窍,开郁结,固肾分清,去浊之效验。每服四钱,淡盐汤送下。

源自《杨氏家藏方》卷九,草薢分清散。亦名:分清散、分清饮、草薢分清饮、草薢饮、草薢散。

方药组成:益智仁,川草薢,石菖蒲,乌药。

附注:分清散(《济生方》卷四),分清饮(《瑞竹堂方》卷一),草薢分清饮(《丹溪心法》卷三),草薢饮(《古今医鉴》卷八),草薢散(《寿世保元》卷五)。本方改为丸剂,名"草薢分清丸"(见《北京市中药成方选集》)。

缩泉丸

此治小儿先天不足,饮食失调,面黄肌瘦,食难运化,甚至小便关闸不固,遗尿床褥。是丸兼顾泄精,每服三钱开水送下,功效如神。

源自《魏氏家藏方》卷四。

方药组成:乌药、益智(炒),川椒(去目并合口者,出汗),吴茱萸(九蒸九晒)。

理中丸

治阴寒内滞，腹痛自利，口渴不饮，小便清长，时作呕吐，饮食不化，及中气衰弱，或中虚生痰等症。此丸善理中焦，为扶土要药，服之大有神效。每次三钱开水送下。

源自《伤寒论》。亦名：四顺理中丸、白术丸、调中丸、大理中丸、顺味丸、人参理中丸。

方药组成：人参，干姜，甘草（炙），白术。

附注：四顺理中丸（《备急千金要方》卷三），白术丸（《圣济总录》卷一七一），调中丸（《小儿药证直诀》卷下），大理中丸（《世医得效方》卷五），顺味丸（《普济方》卷一五九），人参理中丸（《疬疡机要》卷下）。

保金丸

此治痰气结胸，咳嗽哮吼，时而气喘痰壅，则早治为安。每服三钱，淡盐汤送下。

源自《全国中药成方处方集》（苏州方）。

方药组成：麻黄，制半夏，川贝母，白术，茯苓。

拨云退翳丸

此丸专治风火上攻，寒邪外感，迎风多泪，然后翳障渐生，遮睛不明，甚至赤肿难闭。每服三钱，开水送下。

源自《东医宝鉴·外形篇》卷一引《医林方》。

方药组成：甘菊，川椒，木贼、白蒺藜，密蒙花，蛇蜕，蝉蜕,川芎,蔓荆子,荆芥穗,石燕子(煅),黄连,薄荷,瓜蒌根、枳实,羌活,当归,地骨皮,甘草。

又方:源自《普济方》卷八十三。

方药组成:川芎,当归,白药子,楮实,藁本,羌活,白蒺藜,蛇皮,甘菊花,荆芥,川椒,密蒙花,蝉壳,黄连,地骨皮,薄荷。

神犀丹

凡邪入心胞,营液耗伤,神识不清,时气内陷,唇青口裂,伏热呕吐,每服一丸,滚汤送下。

源自《医效秘传》卷一。亦名:神犀丸。

方药组成:犀尖,生地(熬膏),香豉(熬膏),连翘,黄芩,板蓝根,银花,金汁,元参,花粉,石菖蒲,紫草。

附注:神犀丸(《全国中药成药处方集》武汉方)。

救苦玉雪丹

此治中伤寒湿,以及疮毒肿烂,痰厥气闭,痘疹急惊等症。服之功效如神。孕妇忌用。

治时疫寒热,头晕,神昏谵语,开水送下一丸。

治痰饮气闭,不省人事,用陈胆星、煅石决明汤送下。

治痈疽恶疮,无名肿毒,内服外敷,甘草汤送下。

治喉痧痰涎壅塞,口禁身热,命在顷刻,用开水送服一丸。

治小儿急惊,身热呕乳,惊悸抽搐,送服半丸。

源自《良方集腋》卷下,玉雪丹。亦名:救苦玉雪丹。

方药组成:真犀黄,水安息,牛蒡子,车前子,青皮,当门子,苏合油,大腹绒,陈皮,赤芍,真川连(水炒),半夏曲,大豆卷,花粉,茅术,真珠子,鹅管石,淡豆豉,前胡,木通,血琥珀,广木香,土贝母,防风,辰砂,茯苓皮,大麦仁,生甘草,连翘,冰片,左秦艽,六神曲,广藿香,柴胡,槟榔,荆芥,大黄,枳壳,赤苓,枳实,桔梗,建神曲,白术,麻黄(去节),川桂枝,寒水石,真厚朴(姜汁炒),白螺丝壳,石膏(另研)。

附注:救苦玉雪丹(《全国中药成药处方集》)。

胎产金丹

此治妇人胎前产后,气血两亏,无经可行,观其面黄肌瘦,赤白带下,经闭腹痛等症。每服一丸,开水送下,其效如神。

源自《饲鹤亭集方》。

方药组成:党参,生地,香附,鳖甲,白术,白薇,当归,川芎,丹皮,黄芩,玄胡,蕲艾,青蒿,乳香,赤石脂,益母草,茯苓,五味,血琥珀,藁本,安桂,白芍,甘草,沉香。

甘露消毒丹

暑湿蒸人,脾土受伤,身热咽痛,胸闷腹胀,肢酸体倦,两便闭结,渐至口渴恶食等症。每服三钱,开水送下。

源自《医效秘传》卷一。亦名:普济解疫丹、普济解毒饮、甘露消毒丸。

方药组成:飞滑石,淡芩,茵陈,藿香,连翘,石菖蒲,白蔻,薄荷,木通,射干,川贝母。

附注:普济解疫丹(《温热经纬》卷五),普济解毒饮(《续名医类案》卷五),甘露消毒丸(《中药制剂手册》)。

九龙丹

专治鱼口便毒,骑马痈,及横痃初起,未成脓者,服之立效。每用九粒,空心温酒送下。

源自《外科正宗》卷三。亦名:九龙败毒丸、九龙丸、花柳九龙丹。

方药组成:儿茶,血竭,乳香,没药,巴豆(不去油),木香。

附注:九龙败毒丸(《经验奇方》卷上),九龙丸(《全国中药成方处方集》),花柳九龙丹(《全国中药成药处方集》福州方)。

鲜橄榄膏

此膏气味平和,能治消痰平肝,生津清心,真妙品也。每服四五钱,开水冲服。

桑枝膏

桑乃箕星之精,其枝能治风入筋络,骨节疼痛,四肢麻木等症,每用陈酒化服三钱。

干地黄露

能养阴凉血,而能生血。五心烦躁,阴虚发热,常觉肌绥,及妇人血晕崩漏,此露调经安胎,一切阴虚血症,服之效验如神。

熟地黄露

此能平补肝肾,养血滋阴。劳伤风痹,阴虚发热,燥咳痰嗽,肝肾两亏,虚损百病,是露能壮水土之神品也。

蚕豆花露

凡吐血崩下,皆是经络散尽之血。本堂采取鲜花,依法甑露。能泻实热,益肾气,专治一切血症。温水炖热,服之神效。

佩兰露

此露饮服,能治脾蕴暑湿,并能润肌消热,且解烦渴,甚为效验。

十大功劳露

此露能消内热,通筋络,干咳阴虚,服之无不奏效如神。

秘制肺露

专治久远咳嗽,逆痰上升,以及肺痈虚劳,吐血鼻衄,小孩喘气等症。服之肺气化逆痰,功验如神。

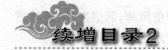

续增目录2

十全大补膏 ·············· 246

安宫牛黄丸 ·············· 246

参桂鹿茸丸 ·············· 247

观音救急丹 ·············· 248

白痧散 ·············· 248

暖脐膏 ·············· 249

回天丸 ·············· 249

十全大补膏

专治男妇气血两亏，头目晕眩，形容憔悴，四肢疲倦，遗精自汗，腰膝酸软，以及耳鸣失聪，寤寐不安。凡诸虚百损，五劳七伤，能常服此膏，则大补气血，生津添液，有延年益寿之功，每用一羹匙之，则用热开水冲服。

源自《活人方》卷二，十全大补丸。

方药组成：人参，黄芪，白术，茯苓，肉桂，附子，沉香，川芎，熟地，当归身。

安宫牛黄丸

专治邪热入于心胞肝胎之经，精神昏倦，言语不清，神思恍惚，痰涎壅塞等症，及小儿痰厥刚痉，每服一丸，重者二丸，用银花薄荷汤送下，热甚加竹叶、灯心，小儿减半。服之化秽

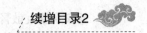

浊,通心火,故称安宫之名也。

源自《温病条辨》卷一。亦名:新定牛黄清心、安宫丸。

方药组成:牛黄,郁金,犀角,黄连,朱砂,梅片,麝香,真珠,山栀,雄黄,金箔衣,黄芩。

附注:新定牛黄清心丸(《重订通俗伤寒论》),安宫丸(《全国中药成药处方集》吉林方。《全国中药成药处方集》(北京方)将本方改为散剂,名"安宫牛黄散"。

参桂鹿茸丸

人生康健全赖乎气血充足,气虚则阳萎,血耗则阴亏,致有气血两亏之症,乃盗汗时作,头眩目晕,久则周身不和,手足麻木。本堂虔制此丸,能培养真元,补益气血,诚扶阳滋阴之圣药也。每日早晨盐汤送服二三钱。

见载于《丸散膏丹集成》。

方药组成:别直参,炙黄芪,党参,毛鹿茸,炙甘草,续断,炒冬术,茯苓,肉桂,当归,熟地,炒远志,枸杞子,肉苁蓉。

又方:见载于《北京市中药成方选集》。

方药组成:茯苓,白芍,熟地,生地,鹿茸(去毛),龟板(炙),杜仲炭,秦艽,艾炭,山萸肉(炙),泽泻,橘皮,续断,鳖甲(炙),没药(炙),枣仁(炒),人参(去芦),元胡(炙),红花,石脂(煅),红白鸡冠花,乳香(炙),甘草,琥珀,阿胶(炒),牛膝,黄芩,天冬,香附(炙),川牛膝,藏红花(上药用黄酒,入罐蒸三昼夜),当归,砂仁,肉桂(去粗皮),白术

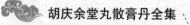

（炒），川芎，橘皮，沉香，木香。

观音救急丹

专治男妇老幼急症，并瘟螺痧，以及阴阳反错，寒热交争，四时不正之气郁闷成痧，猝然肠腹绞痛，吐泻交作，或吐不出。急用阴阳水将此丹点入大眼角并肚脐眼内，并二鼻孔，令其仰睡，即可痛止病愈。如遇极重之症，可用二分放舌尖上，阴阳水送下。此药之用效极大，虽死至一时之久，亦能望其回生之效。

源自《经验各种秘方辑要》。亦名：感应救急丹。

方药组成：真朱砂，雄精，荜茇，大梅片，真佛金，当门子，明矾，月石，牙硝（后下）。

附注：感应救急丹（《全国中药成药处方集》上海方），《全国中药成药处方集》（上海方）无真佛金。

白痧散

此治感冒热暑，中寒霍乱，吐泻绞肠，缩筋腹痛，胀闷目眩，以及山岚障气，秽邪鼻涩，一切急症，其效如神。每用一厘吹鼻，取嚏，再以吞服二三厘，无不见效。并治无名肿毒，蛇咬蝎螫，陈酒或醋调敷患处。

六畜瘟疫点入眼角。孕妇忌服。

见载于《全国中药成药处方集》（杭州方）。

方药组成：生半夏，川贝母，月石，麝香，梅冰片，西牛黄，杜蟾酥。

暖脐膏

脐为五脏六腑之气所出入，或脏腑虚寒，或风寒侵入，皆能为病，致有腹痛泄泻诸症。是膏能祛风散寒，温通脏腑，无论老幼，贴于脐上，诸病自愈。孕妇忌用。

源自《青囊秘传》，止泻暖脐膏。亦名：止泻丹。

方药组成：丁香，胡椒，硫黄，绿豆粉。

附注：止泻丹（《丁甘仁家传珍方选》）。

回天丸

时疫流行，救治宜速。往往有路远延医不及者，必预备丸药，以防疫救急卫生，方免延误。是丸专治西医所谓脑膜炎，及一切时疫急痧，兼治惊风等症，实有回生起死，夺天造化之功，慎勿轻视。引列于后。

凡初起觉胸闷头胀而痛，或眼眶项颈酸痛，唇吻肉䐶，四肢厥冷，微见抽搐者，用一丸开水送下。

病势较重者，用龙胆草五分、鲜生地四钱、黄连四分、滁菊花三钱、白归身四钱，煎汤化服。

神昏谵语瘈疭，目上窜视者，前方加羚羊角三分、犀角三分，六小时内连服两次，自有奇效。

如泄泻者，将鲜生地四钱除去。孕妇忌服。

源自《经验百病内外方》，回天再造丸。

方药组成：真蕲蛇（去皮骨并头尾各三寸，酒浸，炙取净末），两头尖（系草药，出在乌鲁木齐，非鼠粪也，如不得真者，以白附子代之，其性相似，制过用），真山羊血，北细辛，龟板

（醋炙），乌药，黄芪（蜜炙），母丁香（去油），乳香（瓦焙去油），麻黄，甘草，青皮，熟地，犀角，没药（焙去油），赤芍，羌活，白芷，虎胫骨（醋炙），血竭（另研），全蝎（去毒），防风，天麻，熟附子，当归，骨碎补（去皮），香附（去净皮毛），玄参（酒炒），首乌（制），川大黄，威灵仙，葛根，沉香（不见火），白蔻仁，藿香，冬白术（土炒），红曲，川草薢，西牛黄，草蔻仁，川连，茯苓，姜黄（片子），僵蚕，松香（煮过），川芎，广三七，桑寄生，冰片，当门麝，辰砂（飞净），桂心，天竺黄，地龙（去土），穿山甲（前后四足，麻油浸）。

方剂索引（音序排列）

A

艾附暖宫丸　156

按古二十四制清宁丸　127

安宫牛黄丸　246

B

八宝红灵丹　132

八宝眼药　190

八仙长寿丸　5

八珍糕　67

八珍益母丸　148

白荷花露　225

白痧散　248

白雪糕　66

百合固金丸　31

百益长春酒　230

百益镇惊丸　171

柏子仁丸　160

柏子养心丸　24

斑龙二至百补丸　35

薄荷叶露　226

薄荷油　230

保金丸　241

保瞳丸　189

磁朱丸　189

葆真丸　46

萆薢分清丸　240

避秽辟瘟丹　111

扁鹊玉壶丸　27

鳖甲胶　217

冰梅上清丸　124

冰梅丸　137

拨云退翳丸　241

补肾金刚丸　33

补虚威喜丸　19

补阳四君丸　54

补益杞圆酒　233

补元调经丸　148

补中益气丸　19

C

擦面玉容丸　197

擦牙益笑散　143

蚕豆花露　245

蟾酥痧气丸　125

肠风槐角丸　129

辰砂寸金丹　110

沉香化气丸　69

沉香化滞丸　71

沉香至珍丸　64

陈氏八味丸　9

陈香橼露　227

除痰二陈丸　89

长春不老丹　49

川芎茶调散　112

吹耳红棉散　202

纯黑驴皮胶　214

纯阳正气丸　126

葱白丸　162

D

大补全鹿丸　6

大补阴丸　37

大枫子油　205

大黄䗪虫丸　77

大颗益母丸　150

大麻风丸　113

大菟丝丸　39

大温中丸　67

大陷胸丸　237

代参膏　220

代抵当丸　114

丹溪小温中丸　77

丹溪越鞠丸　76

当归龙荟丸　128

当归养血丸　149

导气丸　78

导痰小胃丸　88

地骨皮露　224

地芝丸　186

癫痫白金丸　88

点睛还明膏　185

丁豆养脾丸　57

丁香烂饭丸　64

丁香油　229

定痛五香散　80

东垣和中丸　56

兑金丸　178

鸡肝散　179

夺天造化丸　34

E

耳聋左慈丸　12

二圣救苦丹　104

二味枳术丸　81

二至丸　43

F

法制五加皮酒　231

防风通圣丸　99

飞龙夺命丹

佛蓝洋参酒　232

扶桑花丸　187

茯菟丸　44

妇宝宁坤丸　150

妇宝胜金丹　162

妇科济阴丸　154

妇科乌金丸　155

附子都气丸　12

附子理中丸　18

附子七味丸　11

G

甘菊花露　226

甘露消毒丹　243

干地黄露　244

葛花解醒丸　71

宫方草灵丹　48

固阳天真丸　74

固真金液丹　44

观音救急丹　248

观音救苦膏　201

光明水眼药　188

广嗣葆真丸　14

归芍地黄丸　10

归芍六君丸　18

归肾丸　238

龟板胶　217

龟鹿二仙胶　214

桂附八味丸　8

H

海脏消暑丸　127

河车大造丸　21

河间地黄丸　122

河间舟车丸　123

黑地黄丸　65

喉痛铁笛丸　212

喉症锡类散　235

胡氏洞天毓真膏　50

胡氏光明眼药　190

胡氏寒体延年寿膏　223

胡氏秘制益欢散　82

胡氏秘制镇坎散　82

胡氏彭祖益寿续嗣灵丹　52

胡氏辟瘟丹　138

胡氏热体延寿膏　222

胡氏痧气夺命丸　131

胡氏神效如意保和丸　142

胡氏小儿万病回春丹　174

胡氏玉液金丹　164

虎骨木瓜酒　232

虎骨木瓜丸　103

虎头胶　217

琥珀抱龙丸　168

琥珀多寐丸　32

琥珀蜡矾丸　195

化滞十香丸　17

换骨丹　115

黄病绛矾丸　126

黄菊花露　226

黄连阿胶丸　122

黄连上清丸　121

黄明胶　216

回天丸　249

茴香橘核丸　34

藿香正气丸　125

J

济生二神丸　16

济生归脾丸　15

济生黑归脾丸　39

济生肾气丸　22

济生四神丸　55

加味百花丸　91

健步虎潜丸　25

健脾资生丸　59

健阳老奴丸　36

金钗石斛膏　219

金蟾丸　177

金匮备急丸　59

金匮鳖甲煎丸　100

金匮肾气丸　8

金水六君丸　55

金锁固精丸　15

金锁玉匙散　234

金银花露　225

金樱子膏　220

进呈还睛丸　181

荆公妙香散　50

景岳右归丸　17

景岳左归丸　16

九龙丹　244

九气心痛丸　157

九味芦荟丸　170

九制大黄丸　123

九制豨莶丸　99

九制香附丸　154

九转灵砂丹　134

救急雷公散　141

救苦胜灵丹　197

救苦玉雪丹　242

局方碧雪丹　112

局方黑锡丹　47

局方凉隔散　235

局方牛黄清心丸　102

局方紫雪丹　110

菊花茶调散　113

橘半枳术丸　62

聚精丸　42

蠲痛活络丹　109

K

坎宫锭子　206

坎离既济丸　21

孔圣枕中丹　40

L

蜡矾丸　199

离宫锭子　205

理疝芦巴丸　20

理中丸　241

立马回疔丹　194

良方安肾丸 32

良方芦荟丸 200

两颊生香散 203

两仪膏 221

灵宝如意丹 104

灵应愈风丹 109

六合定中丸 124

六味地黄丸 7

龙虎化毒丹 207

鸬鹚涎丸 177

鹿角胶 215

鹿肾胶 216

潞南上党参膏 218

瘰疬疏肝丸 238

M

麻黄膏 210

马兰根露 227

毛角胶 215

玫瑰膏 222

玫瑰花露 225

梅花点舌丹 193

礞石滚痰丸 86

麋角胶 215

秘传千捶膏 203

秘授霹雳丸 140

秘制肺露 245

明目地黄丸 182

明目蒺藜丸 184

明目上清丸 183

茉莉花露 226

木香槟榔丸 82

木香顺气丸 70

N

男科八珍丸 239

内补养荣丸 155

内消瘰疬丸 196

宁神定志丸 24

宁嗽丸 92

牛黄抱龙丸 167

牛黄镇惊锭 176

牛黄至宝丹 108

暖脐膏 249

疟疾半贝丸 90

女科八珍丸 156

女科白凤丹 163

P

培元震灵丹 41

佩兰露 245

枇杷叶膏 220

枇杷叶露 225

脾肾双补丸 13

脾约麻仁丸 61

平补镇心丸 30

Q

七宝美髯丹 42

七味都气丸 12

七味豆蔻丸　62

七珍丸　177

七制香附丸　154

杞菊地黄丸　183

千金保孕丸　147

千金补肾丸　30

千金不易丹　200

千金吉祥丸　145

千金止带丸　146

千里水葫芦丸　128

虔制霞天曲　65

钱乙泻青丸　131

青娥丸　41

青囊斑龙丸　13

青州白丸子　93

清气化痰丸　85

清热三黄丸　120

清湿二妙丸　119

清湿三妙丸　119

清湿紫金膏　204

清暑更衣丸　97

清暑香薷丸　119

清暑益气丸　120

清咽太平丸　121

瞿仙琼玉膏　219

全副虎骨胶　213

R

人参固本丸　23

人参回生再造丸　96

人参回生至宝丹　158

人参养荣丸　7

茸桂百补丸　33

肉桂七味丸　8

肉桂油　229

润肠丸　136

润肌一光散　204

S

赛空青眼药　187

三才封髓丹　47

三层茴香丸　238

三丰伐木丸　130

三黄宝蜡丸　237

三因控涎丹　92

三阴疟疾膏　141

散毒万灵丹　198

桑椹膏　221

桑枝膏　244

痧气卧龙丹　135

伤科八厘散　202

伤科七厘散　200

参桂鹿茸丸　247

参桂养荣酒　232

参苓白术散　64

参麦六味丸　24

参茸卫生丸　51

参术健脾丸　57

神术散　138

神犀丸　242

神仙不醉丹　78

神香苏合丸　175

神效嶙峒丸　194

神效保命丹　173

神效虎肚丸　60

神效济生散　137

神效癞头药　204

神效平安丸　83

神效嗅鼻散　141

神效癣药　207

神效眼癣药　191

神效燥眼药　191

肾厥玉真丸　20

圣济鳖甲丸　100

圣济大活络丹　116

圣灵解毒丸　210

失笑散　163

十大功劳露　245

十全大补丸　4

十全大补丸　246

石斛夜光丸　184

石刻安肾丸　29

史国公药酒　230

使君子丸　176

寿脾煎丸　66

舒肝乌龙丸　79

熟地黄露　245

霜桑叶露　226

水陆二仙丹　46

四腿虎骨胶　214

四物益母丸　149

四制香附丸　152

松石猪肚丸　20

搜风顺气丸　101

速产兔脑丸　153

缩泉丸　240

T

胎产金丹　243

太乙保元丹　171

太乙来复丹　108

太乙紫金锭　133

檀香油　229

桃灵丸　163

天麦二冬膏　219

天王补心丸　4

调经养血丸　148

调经种子丸　145

通幽半硫丸　104

图经养正丹　107

W

外科蟾酥丸　193

外科六神丸　211

外科硇砂膏　205

外科犀黄丸　236

外科飞龙夺命丹　195

万氏清心丸　98

万应拨云膏　186

万应锭　116

万应喉症散 209

万应灵膏 202

万应平安散 136

万应头风膏 203

王氏神效舒肝膏 83

乌鲗骨丸 158

无比山药丸 63

无价宝丹 94

五福化毒丸 172

五子衍宗丸 33

戊己丸 79

X

犀黄醒消丸 236

犀角解毒丸 173

豨莶膏 222

洗眼碧玉丸 185

霞天胶 216

夏枯草膏 220

夏枯草露 225

鲜稻子露 227

鲜佛手露 227

鲜橄榄膏 244

鲜橄榄露 227

鲜藿香露 227

鲜生地露 224

痫症镇心丸 89

香青蒿露 228

香砂六君丸 54

香砂平胃丸 56

香砂枳术丸 56

逍遥散 115

消疳肥儿丸 169

消痞阿魏丸 70

消痞狗皮膏 81

消食保和丸 78

消食化痰丸 70

小儿肥疮药 176

小儿滚痰丸 168

小儿化痰丸 180

小金丹 210

小陷胸丸 237

哮病丸 93

新采消疬丸 239

醒消丸 236

雪梨膏 222

血症十灰丸 90

Y

牙疼一粒笑 206

延龄广嗣丸 9

眼痛济阴丸 185

羊肝丸 188

阳和解凝膏 208

杨氏打老儿丸 36

杨氏还少丹 45

养血愈风酒 231

野蔷薇露 228

一厘丹 178

一粒珠 208

一扫光疮药 205

异方骊珠丸 170

易老天麻丸 98

益母膏 221

益气六君丸 54

益阴小安肾丸 38

禹余粮石丸 73

玉屏风散 114

芋芍丸 239

育婴化痰丸 169

遇仙丹 80

毓麟保胎膏 157

毓麟丸 161

元门紫金丹 198

圆明膏 190

Z

再造还明丸 182

早桂花露 226

真绵黄芪膏 218

真人萃仙丹 49

镇癫宁心丸 129

镇邪獭肝丸 94

正骨紫金丹 199

知柏地黄丸 11

直指香连丸 61

止痛良附丸 63

指迷茯苓丸 91

枳实导滞丸 69

治带固下丸 156

治毒紫霞丹 195

治湿平胃丸 58

治痔脏连丸 130

治浊固本丸 58

中满分消丸 72

种子济阴丸 146

仲景安蛔丸 76

仲景十枣丸 75

仲景吴茱萸丸 60

仲景真武丸 75

朱黄琥珀丸 169

朱砂安神丸 26

茱连左金丸 73

诸葛行军散 134

竹沥达痰丸 87

驻车丸 137

驻颜天真丸 74

滋补大力丸 23

滋肾丸 39

滋阴八味丸 30

滋阴百补丸 28

滋阴顺哮丸 92

滋阴至宝丸 161